子どもの健康と安全

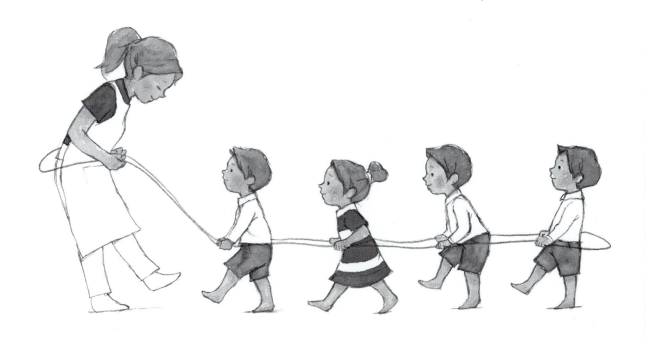

編集：遠藤郁夫／三宅捷太
執筆：伊澤昭治／稲坂恵／遠藤郁夫／太田由紀枝／甲斐純夫／勝又すみれ／三宅捷太

学建書院

はじめに

　保育保健において，子どもの健康と安全の確保は最重要課題です．保育施設内外での事故や事件が報道されるたび，子どものいのちを守ることが容易ではないことを突き付けられます．

　守るべき子どもは，園児を中心とした地域の子どもたちすべてに広がってきています．そのため，保育施設における健康と安全の対策を検討する際，その規範となるガイドラインが厚生労働省より発出されています．さらに，このガイドラインに地域の特性を盛り込んだ「地域の基本姿勢」が示され，これによりはじめて地域全体で子どもの健康と安全を確保するための体制が整います．

　各施設での対策は，この地域の基本姿勢に従ってすすめられます．そして，これらの対策は関係者の共通理解のもとに運用されなければなりません．

　具体的には，施設内に健康と安全対策を推進するための組織（対策委員会）をつくり，そのリーダーを養成します．そして，すべての職種の職員が子どもの発育・発達に関する基礎知識をもち，たえず健康・安全対策の情報を収集し研修を積んでいかなければなりません．

　このように，子どもの健康と安全を確保するためには，地域の基本姿勢を明らかにする体制を整え，地域と各保育施設の関係者が連携して前向きに取り組むことで，はじめて実効ある"子どもの健康及び安全の確保"対策が推進されるのです．

　本書は，新カリキュラム『子どもの健康と安全（演習）』にそって，感染症や事故，災害から子どもを守るために保育士が知っておくべき基本的な知識と具体的な方法を解説しました．とくに疾病時の対応と園内での事故防止は，すぐに応用できるよう実践的に示しました．

　また，『子どもの保健』同様，できるだけやさしい文章を心がけ，図表やイラストを多く用いるよう努めました．

　本書が，多くの保育士をめざす方々の手に取られ，役に立つ 1 冊になることを祈ります．

　　　2019 年 7 月

　　　　　　　　　　　　　　　　　　　　　　　　　　　　　　　　著者一同

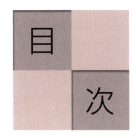

第1章
子どもの健康と安全を守るために

1 保育所保育指針のめざすもの 〈遠藤郁夫〉 2
- A 保育保健の向上のために　2
- B 組織的・計画的な取り組み　3

2 保育士養成課程について 〈三宅捷太〉 5
- A 保育を取り巻く環境　5
- B 「子どもの保健」と「子どもの健康と安全」　5

第2章
保健的観点をふまえた保育環境および援助　〈勝又すみれ〉

1 子どもの健康と保育の環境 8
- A 保育の環境　8
- B 保育施設の環境　8
- C 子どもの生活習慣と発達援助　10

2 個別対応と集団全体の健康および安全の管理 14
- A 子ども一人ひとりの健康と安全管理　14
- B 集団全体の健康と安全管理　14

第3章
保育における健康および安全の管理

1 衛生管理 〈三宅捷太〉 22
- A 施設内の衛生管理　22
- B 職員の衛生管理　24
- C 食中毒の予防と発生時の対応　26

2 事故防止および安全対策 〈稲坂　惠〉 29
- A 子どもの事故の現状　29
- B 子どもの事故の特徴　32
- C 予防と対応（致命的事故，頻度の高い事故）　34
- D 安全チェックリスト　38　〈太田由紀枝〉

3 危機管理 ──────────────────────〈遠藤郁夫〉 40

　A 日常の安全管理　40
　B 危機管理　41

4 災害への備え ──────────────────〈伊澤昭治〉 43

　A 平常時の対策　43
　B 避難訓練　43
　C 災害発生時の対応　44　〈稲坂　惠〉

第4章
子どもの体調不良などに対する適切な対応　〈甲斐純夫〉

1 体調不良が発生した場合の対応 ────────────── 48

　A まず行うべき対応　48
　B 発　熱　48
　C せ　き　50
　D 嘔　吐　52
　E 下　痢　53
　F 腹　痛　54
　G チアノーゼ　55
　H 発しん　55

2 緊急を要する状況への対処方法 ────────────── 57

　A 窒息（気道異物）　57
　B けいれん　59
　C 意識障害，失神　60
　D 食物アレルギー，アナフィラキシー　61
　E ショック　62

3 救命手当および救急蘇生法 ─────────────── 64

　A 救命手当の基本対応　64
　B 心肺蘇生法の手順　65

第5章
感染症対策　〈遠藤郁夫〉

1 感染症の集団発生の予防 ─────────────── 72

　A 感染症対策の基本　72
　B 予防接種　73

2 感染症発生時と罹患後の対応 ———————————— 76

   A 感染症発生時の対応　76
   B 感染症罹患後の対応　77

3 疾病の支援体制 ———————————————————— 79

第6章
保育における保健的対応

1 3歳未満児への対応 ———————————〈遠藤郁夫〉82

   A 3歳未満児の特徴　82
   B 3歳未満児の留意点　82

2 個別的な配慮を要する子どもへの対応 ————〈遠藤郁夫〉84

   A 慢性疾患　84
   B アレルギー疾患　86

3 障害のある子どもへの対応 ———————〈三宅捷太〉88

   A 障害児とは　88
   B 障害の特徴と対応　88
   C 保育所での対応　92
   D 発達障害と対応　94

第7章
健康および安全の管理の実施体制

1 職員間の連携・協働と組織的取組 ————〈伊澤昭治〉102

   A 保育所の職員構成　102
   B 職員間の連携について　103
   C 職員の資質向上　104

2 保健活動の計画および評価 ———————〈勝又すみれ〉106

   A 保育の質の向上をめざして　106

3 地域との連携 ———————————————〈遠藤郁夫〉109

   A 母子保健・地域保健における自治体との連携　109
   B 家庭・専門機関，地域の関係機関などとの連携　110

資料編

おもな感染症一覧　112

教育・保育施設等における事故防止及び事故発生時の対応のためのガイドライン
126

児童福祉施設の設備及び運営に関する基準　129

日本工業規格 JIS Z 8050：2016 (ISO/IEC Guide 50：2014)　140

参考文献　148

索　引　149

1

子どもの健康と安全を守るために

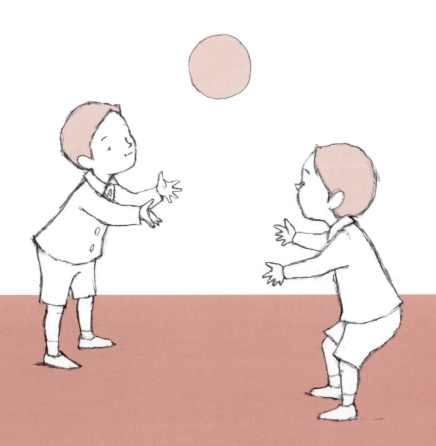

1 保育所保育指針のめざすもの

A 保育保健の向上のために

2008年，保育所保育指針が改定され，保育所での子どもたちの健康と安全への対応について，大きな変革が求められました．さらに2017年の改定により，職員の研修計画を体系的に作成し，保育保健の質の向上をはかることとなりました．

> **改定された保育所保育指針「健康及び安全」の内容**
> 1．子どもの健康支援
> 2．食育の推進
> 3．環境および衛生管理ならびに安全管理
> 4．災害への備え
> 〔改定の要点〕子どもの育ちをめぐる環境の変化やさまざまな研究・調査などによる知見をふまえ，アレルギーをもつ子どもの保育や，重大事故を防止する取組について，新たに記載された．
> また，感染症対策や食育の推進に関する項目について，記載内容の充実をはかった．さらに，子どものいのちを守るため，施設・設備の安全確保や災害発生時の対応体制や避難への備え，地域との連携など，保育所における災害の備えに関して新たに設けられた．

これまでの保育所は，個々の施設の努力によって保育保健対策が行われてきました．内閣府における子ども・子育て支援をめぐる会議でも，今後さらに保育保健の質を上げるために大きな改革が必要と指摘されています．

よりよい保育保健を進めるため，とくに大切な問題については，それぞれガイドラインが策定され，具体的にわかりやすく示すことになりました．

❶ 保育所における感染症対策ガイドライン（2018年改訂版）

2018年，厚生労働省は保育現場で実用性の高い「保育所における感染症対策ガイドライン（2018年改訂版）」を作成しました．
改訂におけるポイントは，次のようになっています．
① 感染症に関する基本的事項（保育士などの衛生知識）の向上のため，簡明に編集されている
② 最新の知見を含めて，適正な対応ができるよう具体的・実用的な情報が記載されている

③ 実施体制のなかで，とくに関係機関との連携の重要性が示されている
- 記録の重要性
- 保健所などを含む地域の連携体制
- 嘱託医（園医）の役割

❷ 保育所におけるアレルギー対応ガイドライン（2019年改訂版）

ほとんどの保育所では給食やおやつを出していますので，食物アレルギーをもつ子どものための除去食への対応が必要になります．

そこで，食物アレルギーから園児のいのちを守るため，ガイドラインが2011年に出されました．保育所保育指針の改定，関係法令（アレルギー疾患対策基本法など）の制定，最新の知見などをふまえ，2019年に改訂が行われました．おもな内容は次のとおりです．

① 保育士など医療の専門家ではない職員が積極的にガイドラインを活用できるよう，実用性に十分留意し，全体の構成や記載方法，記載内容などが工夫された
② 基本編では，保育所に求められるアレルギー対応の基本事項，保育所および各関係者の役割や関係機関との連携，日常の食事提供における食物アレルギーへの対応が述べられている
③ 実践編では，医師からアレルギーの診断を受けた園児が保育生活において注意すべきことなどが記載された「生活管理指導表」に基づく対応について，疾患別に具体的に解説されている

アレルギー疾患への対応
第6章 p.86 参照

❸ 保育所における食事の提供ガイドライン（2012年3月）

これからの保育所は，「食育」を通して地域に果たすべき役割があります．このガイドラインでは，栄養士も調理師も非常勤が多いという現状において，誤食などの事故を防止するためにも，非常勤の職員も含めた施設全体での共通理解のもと「食育の推進」に取り組む必要があると説かれています．

とくに栄養士・調理師の食育における役割がはっきり書かれており，日ごろから保育室に顔を出し，園児や保育の他職種との連携が大切であると指摘しています．

組織的・計画的な取り組み

保育所保育指針「健康及び安全」には，保育所にかかわるすべての職員が，健康と安全についての共通理解をもち，専門性のもとに各自がよりよく分担し，かつ協力し合いながら取り組んでいくことの必要性が述べられ

ています．その際，年間計画をつくり，計画的に進めていくことが求められます．

また，保護者とも連絡を密にし，連携・協力して進めていくことの重要性にも触れています．具体的な対応策を組み立てる際には，嘱託医，看護師といった専門職のアドバイスを参考にすることも大切です．

これらの提案・指摘を受けて，子どもたちの健康・安全の問題についての具体的な対応を考えていきます．

❶ 保健室の整備

施設内の保育保健の拠点として保健室を整備し，そこにリーダーが常駐することが望まれます．

たとえば，急に体調が悪くなった子は，保護者が迎えにくるまでの時間を保健室で過ごし，専門職による看護のもと経過を観察するようにします．また，嘱託医や地域の専門家を含む支援体制など，外部からの保育保健に関する窓口になります．

❷ 保育保健のリーダーの必要性

保育保健に関するさまざまなガイドラインが示され，ますます医療の色が濃くなってきている保育所の保健活動において，看護師・保健師などの専門職が必要な時期になってきています．

むずかしいガイドライン，医療・保健・福祉に関する新しい知識，さらに医師や地域の専門家たちの意見を正しく受け止め，その内容を施設のすべての職種，さらに保護者にもわかりやすく伝え，施設としての共通理解をつくり上げていくことが大切です．このように専門性の高い重要な役割は，看護職でなければなかなかむずかしいと思われます．

❸ 健康・安全委員会の運営

子どもたちの健康と安全に関する対策を組織的に検討するために，まず施設のなかに「健康・安全委員会」（仮称）をつくりましょう．

委員会は，保育所のすべての職種の代表と保護者，有識者などで構成され，子どもたちの健康と安全に関するすべての問題を検討し，年間計画を立て，その実施過程をサポートします．

健康・安全委員会
地域や関係機関と連携して，一体となって子どもたちをサポートします．
第7章 p.109 図 7-1 参照

2 保育士養成課程について

A 保育を取り巻く環境

2015年4月「子ども・子育て支援新制度」が施行されました．幼児期の学校教育や保育，地域の子育て支援の量の拡充や質の向上を進めていくためにつくられた制度です．必要とするすべての家庭が利用でき，子どもたちがより豊かに育っていける支援と取り組みを進めています

近年，保育をめぐる状況は大きく変化しています．

① 保育所や保育施設を利用する子どもの数が増え，とくに1・2歳児が大きく増加している
② 核家族化や地域のつながりが弱くなっていて，日々の子育てに対する助言，支援や協力を得ることがむずかしくなっている
④ 子育ての負担や不安，孤立感が高まり，児童虐待の発生もあとをたたない
⑤ 2017年度より，保育士の職場定着をはかるため「保育士等キャリアアップ研修ガイドライン」が整備され，各都道府県で保育士を対象としたキャリアアップ研修が開始されている

このような状況を受けて，今後の保育士に必要となる専門的知識や技術を身につけられるよう，保育士養成課程のカリキュラムの見直しが行われました．

B 「子どもの保健」と「子どもの健康と安全」

保育所保育指針や各種ガイドラインなどをふまえ，これまでの「子どもの保健Ⅰ・Ⅱ」は，内容を整理充実し，「子どもの保健」「子どもの健康と安全」と，具体的な科目名に変わりました（表1-1）．

「子どもの保健Ⅰ」で学んだ，保育における衛生管理や安全管理の内容を「子どもの健康と安全」へ移行し，環境整備や健康・安全管理の実施体制など，より実践的な力が身につくことを目的としました．

本書では，そのカリキュラムにそって，保育士が知っておくべき子どもの健康と安全を守る方法を，次章より具体的・実践的に解説しました．

子どもたちが感染症や不慮の事故で，いのちを落とすことのないよう，障害を負うことのないよう，保育士の担う責任は大きいのです．そのため

「保育士等キャリアアップ研修ガイドライン」
一定の技能・経験を有する保育士などに所定の研修を実施し，キャリアアップの仕組みを示す指針としてのガイドライン．相応の処遇改善を行うことで，職場への定着などをはかっています．

表 1-1　保育士養成課程における目標

科　目	目　標
子どもの保健	1. 子どもの心身の健康増進を図る保健活動の意義を理解する 2. 子どもの身体的な発育・発達と保健について理解する 3. 子どもの心身の健康状態とその把握の方法について理解する 4. 子どもの疾病とその予防法及び他職種間の連携・協働の下での適切な対応について理解する
子どもの健康と安全	1. 保育における保健的観点を踏まえた保育環境や援助について理解する 2. 関連するガイドライン（※）や近年のデータを踏まえ，保育における衛生管理・事故防止及び安全対策・危機管理・災害対策について，具体的に理解する 3. 子どもの体調不良等に対する適切な対応について，具体的に理解する 4. 関連するガイドライン（※）や近年のデータを踏まえ，保育における感染症対策について，具体的に理解する 5. 保育における保健的対応の基本的な考え方を踏まえ，関連するガイドライン（※）や近年のデータ等に基づく，子どもの発達や状態等に即した適切な対応について，具体的に理解する 6. 子どもの健康及び安全の管理に関わる，組織的取組や保健活動の計画及び評価等について，具体的に理解する ※「保育所におけるアレルギー対応ガイドライン」，「保育所における感染症対策ガイドライン」，「教育・保育施設等における事故防止及び事故発生時の対応のためのガイドライン」

（厚生労働省：保育士養成課程等の見直しについて，2017）

には，必要な知識や経験を一つ一つ積み重ね，そのノウハウを自分自身の，そして施設の財産としていきましょう．

2

保健的観点をふまえた保育環境および援助

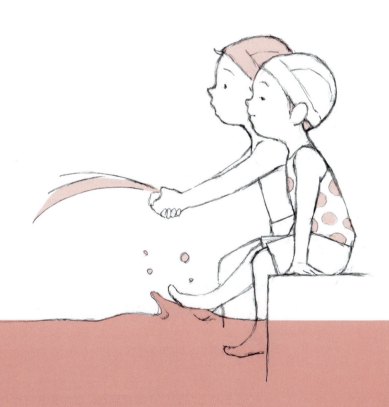

子どもの健康と保育の環境

Ⓐ 保育の環境

　近年，子どもの安全重視やおとなの都合優先などにより，子どもが自分のからだを使って動き，自分の頭で考えて行動し，成長できる環境が置き去りにされがちです．

　保育の環境について，保育所保育指針では「保育士等や子どもなどの人的環境，施設や遊具などの物的環境，更には自然や社会の事象などがある．」と記されています．

　保育所では，こうした人・物・場などの環境が相互に関連し合い，子どもの生活が豊かになるよう，環境を整えて保育を行う必要があります．

　人的環境　保育者は子どもの成長を支援する人的環境です．保育士は，乳幼児期の運動・神経・精神機能などの特徴を理解し，発達の著しいこの時期の成長を支援しながら，日々子どもにかかわっていきます．成長発達できる環境を準備して，順応力・免疫力獲得をうながします．子どもが自然からの刺激を受け止め，自分の力でそれらを獲得し，かかわっていけるように支援します．保育者は，そのときどきの子どもの発育・発達のポイントを外さない支援を行いたいものです．

　物的環境　からだを動かすための施設や遊具などを整えます．運動機能の発達に合わせた保育計画に基づき，運動能力の獲得を支援します．さらに就学に向け，自分の身を守れる運動機能と認識の発達をめざします．

　自然環境や社会環境　自然や外的環境に接する経験によって，体質や体調を保つホメオスタシス（恒常性維持機能）力，生活リズムなどで幅広い適応力をもつからだづくりを働きかけます．

　保育の専門職として，子どもたちの発達を理解し，からだとこころの成長を見守り，支援する環境づくりを心がけたいものです．

Ⓑ 保育施設の環境

　子どもたちが過ごす保育施設には感染症などが広がらない衛生環境が必要です．衛生的な場所の順番はおおむね次のようです．

　　調理室・調乳室＞乳児の保育室＞幼児の保育室＞トイレ＞屋外

　トイレはうんちなどの感染源があり，消毒が必要です．屋外は害虫，紫

ホメオスタシス
　体温や血糖値など，外部環境が変化してもからだの状態を一定に保とうとする働きのこと．

外線，放射能，有害な外気，汚水などへの注意が必要です．

登園してすぐに手洗いのできる環境が整備され，手洗いが励行されれば，感染症予防の効果が高くなります．

❶ 室内の環境

●室　温（18〜28℃）

季節に合わせて冷暖房の調整をします．床面は室温より2〜3℃低いので注意しましょう．夏の暑い日でも28℃以下に保ちましょう．

●湿　度（60％くらい）

冬のインフルエンザ流行期は加湿器を使用します．細菌やカビなどが繁殖して感染源にならないよう，毎日洗浄し乾燥させておきます．

●換　気

1〜2時間おきに1回5分間程度，窓を開けて空気を入れ替えます．

●採　光

照明で調整し，強い直射日光はカーテンや遮光ネット，よしずなどで調整します．お昼寝のときは，突然死の予防観察や生体リズムの調整のため直射日光を避ける程度の明るさを保ちます．

●音

声の大きさを動物の大きさにたとえると，子どもにもわかりやすいでしょう．屋外の大きい声は「ぞう」，室内の中くらいの声は「うさぎ」，ないしょ話の声は「ひよこ」などです．騒音を防ぎ，耳をすませる経験ができる環境をつくります．

❷ 室外の環境

●園　庭

遊具は，破損や使用時の危険がないかを点検表を用いて定期的にチェックします．とくにけがや事故が起こった場所は，再発防止のため状況を確認します．

園庭では，季節を通して動植物と触れ合える環境を整えます．

夏季は，水たまりをなくして蚊の発生を防ぎます．また，ツバキやサザンカなどに発生するチャドクガの駆除，蜂の巣の撤去，また皮膚炎を起こす草木の除草をします．

小動物の飼育施設は清潔にします．鳥の場合，インフルエンザの流行が予想される冬には，野鳥との接触を防ぐためビニールカバーなどで鳥小屋を覆います．また飼育担当の活動後は石けんと流水で手を洗い，おとなが必ず確認します．

●砂　場

砂場は乳幼児が集中して遊び，感性を育てる場所です．定期的に

チャドクガ
卵から成虫になるまで，ごく細い毒針をもっています．これが皮膚につくと，かゆみの強い皮膚炎を起こします．

30 cm くらい掘り起こし日光に当てて乾燥させます.

使用後はシートをかけ，犬猫などの侵入を防ぎ，動物の排泄物がある場合は除去します．遊んだあとは必ず石けんと流水で手を洗います.

● プール

同じ水で複数の園児がプールに入る場合は，「遊泳用プールの衛生基準」に従い，遊離残留塩素濃度を 0.4 mg/L〜1.0 mg/L に保つ消毒を続けます.

うんちなど体液からの感染報告があります．おしりを流水で洗ってからプールに入ります．幼児は自分で肛門を洗えるように指導し，排泄の自立へとうながします．排泄が自立していない乳幼児は個別のたらいを使用し，同じ水を共有しないようにして感染を防ぎます.

また安全対策として，仕事を兼務しない独立したプール監視者を配置し，水難事故管理を徹底します.

C 子どもの生活習慣と発達援助

①寝る，②起きる，③食べる，④排泄する，⑤動く，の 5 つの大切な生活リズムは，健康を保ち心身の成長発達を支えます.

健やかなからだをつくる基本的生活習慣を，集団保育のなかだけでなく，保護者とともに続けられるようにしましょう．家族そろって健康な生活を送ることができ，子どもの成長発達が促進されます.

① 睡 眠

睡眠は，脳とからだを休める働きがあります．寝る 30 分前にはテレビ画面などの強い光の刺激を脳に入れないようにして入眠をうながします.

お昼寝は突然死の予防観察のため，子どもの顔が見える明るさであおむけに寝かせ，顔色と呼吸を確かめ窒息リスクを除去します．とくに入所当初の乳児は突然死の確率が高いので，5 分ごとにチェックをします.

入眠時間を調整しつつ，乳児期から幼児期までの発育に合わせ，3〜1 回の昼寝で生活リズムをつくります.

② 食 事

食べる目的は次のとおりです.

- 栄養を摂取する
- 食べたい欲求を満たす
- 口やあごを動かすことで全身の機能が働く
- 脳の活性化，胃腸の免疫力アップで感染予防につながる
- 唾液の分泌をうながし，口のなかの衛生が保たれる

遊泳用プールの衛生基準
（2007 年厚生労働省通知）

水質基準

- 水素イオン濃度：pH 値 5.8 以上 8.6 以下
- 濁度：2 度以下
- 過マンガン酸カリウム消費量：12 mg/L 以下
- 遊離残留塩素濃度：0.4 mg/L 以上 1.0 mg/L 以下
- 二酸化塩素濃度：0.1 mg/L 以上 0.4 mg/L 以下
- 亜鉛素酸濃度：1.2 mg/L 以下
- 大腸菌：検出されないこと
- 一般細菌：200 CFU/mL 以下
- 総トリハロメタン：おおむね 0.2 mg/L 以下（暫定目標値として）

「哺乳」「離乳食」「幼児食」を経ておとなと同じ食べものを食べるようになり，食の変化を経験します．「授乳・離乳の支援ガイド」などを参考に，子どもの月齢・年齢に見合う食べ方・食べさせ方をします．

離乳食では，食品を口から食べることが楽しい経験になるように，食べやすさや雰囲気，刺激などの工夫をします．おなかがすいた状態で，意欲をもって食べることができる環境を整えてあげましょう．

離乳食をはじめて生後 7〜8 か月ころになると，鉄欠乏性貧血になることがあります．からだの成長がめざましく，母乳だけでは栄養素が足りなくなるためといわれています．

子どもが離乳食を好き嫌いなく食べているか，元気に動けているか，爪の色がピンクで顔色もよいかなど観察します．気になる場合は保護者と相談します．

❸ 排　泄

排泄の自立は，膀胱に尿がたまったと感じ，言葉でおとなに伝えられたときに可能になります（**表2-1**）．それまでのあいだは，お昼寝後，排尿していなかったらトイレに誘ってみたり，排泄の自立に向けてズボンの着脱を試させたりします．友だちをまねながら経験を積んでいきます．

また，うんちの扱いは十分に注意します．病気の症状がなくなってからもウイルスや細菌はうんちと一緒に排泄されます．下痢のときは，使い捨て手袋を使用し，菌が拡散しないようにおしり拭きで拭き取り，手袋とともにビニール袋に密封して捨てます．おむつ交換は，全職員が決められた感染予防の手順で行います（**図2-1**）．

表2-1　排泄の自立

年　齢	できること
0　歳	排泄前後の快・不快がわかる，排泄の処理をしてもらう
1　歳	排泄のしぐさが出る
2　歳	排泄をおとなに知らせる
3　歳	排泄をおとなに知らせ自分でトイレに行ける
4　歳	自分でトイレに行き排便処理ができる
5　歳	便の性状を伝えられる

❹ 沐　浴

暑い日に汗をかいたら，0歳児の場合は温水で流し皮膚を清潔にします（沐浴）．ひとりで座れるようになると，たらいで水遊びをする子どももいます．そのとき，水やお湯はたとえ3cmであっても顔が水面につくと溺れる危険があるので，十分気をつけて目を離さないようにします．もちろん沐浴台から落ちないように気を抜かない安全対策が重要です．

「授乳・離乳の支援ガイド（2019年改定版）」（厚生労働省）

子どもの食欲，摂食行動，成長・発達パターンなどのほか，地域の食文化，家庭の食習慣などを考慮して，それぞれの子どもの状況に合わせていくことが重要とされています．

下痢便の処理
第3章 p.25 参照

第2章 ● 保健的観点をふまえた保育環境および援助　11

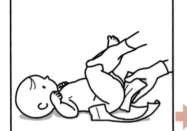
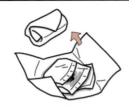
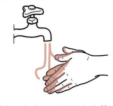

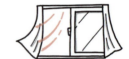
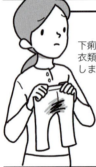
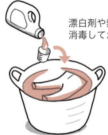

広告の紙の上に新しいおむつを敷き，子どもを寝かせるマスク・手袋をつけ，市販の使い捨ておしり拭きまたは，お湯でしぼった使い捨て布で拭く

終わったら広告の紙でそのままおむつをおしり拭きごと巻き，処理する

二重にしたビニール袋に密閉して捨てる

終わったあとは石けんを使って30秒以上手洗いとうがいをする

換気をして，舞ったウィルスを追い出す

下痢のうんちで衣類などを汚してしまったときは…

漂白剤や熱湯で消毒してから洗たく

下痢で汚染してしまった布おむつは思い切って捨てるのが理想ですが，どうしてもまた使いたいときに…

図 2-1　下痢したときのおむつ交換

❺ 歯みがき

　歯みがき中に歩いたり走ったりして転倒する事故が増えています．歯ブラシでのけがの救急搬送は 1〜2 歳児が 70% を占めています．歯みがき中は立ち歩かないように注意します．また，感染予防のため歯ブラシが触れ合わない状態での保管が必要です．歯ブラシは使わず，食後のブクブクうがいを奨励しているところもあります．

❻ 遊　　び

　遊びは子どもの発達をうながす大事な活動です．遊びのなかで育ち，学び，社会性を身につけます．遊びによって子どもは自己実現を繰り返し，成長していきます．やりたいことに向かって，自分で考え，からだと頭を使って集中して遊ぶことができるように，子どもの心身の発達に合った保育計画を立て，環境を整えて，支援していきましょう．

> **保育保健からみた期待する子ども像**
> - 心地よくいきいきと幸せを感じる子ども
> - 生活リズムが整っている子ども
> - 自分から遊べる子ども
> - 自分のからだのことがわかる子ども，伝えられる子ども
> - 自分と友だちのからだを守れる子ども
>
> （全国保育園保健師看護師連絡会）

❼ 抱っこ・おんぶのしかた

　抱っことおんぶは，乳児の移動手段です．抱っこやおんぶをするときにおとなの腕から子どもが落ちて骨折することがあります．職員がお互い介助します（**図2-2**）．ひとりのときは，座った姿勢でしっかりと抱っこして動き出します．ひざの屈伸を使うと腰痛予防になります．おんぶは，ひもで固定してから立ち上がりましょう．

　緊急時には0歳の子ども3人をひとりで避難させることがあります．1人を背中におんぶして，左右の腕に1人ずつ，3人の子どもを抱えての避難です．避難訓練時には，ほかの職員が応援に来てくれますが，実際には3人を抱えて階段を降りなければならないことがあるかもしれません．抱っこは足もとが見えないので，一歩一歩安全を確かめて進みます．階段は一段ずつ腰かけながら進むこともあります．おとなの責任が問われる行動です．しっかりと安全を確保します．

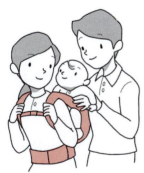
安全のために，子どもを背負うとき，下ろすときは必ず介助してもらいましょう

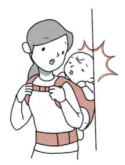
背中に子どもがいることをつねに意識して動作に気をつけましょう

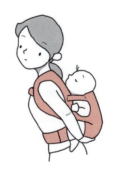
子どもの位置は，あまり下がらないように

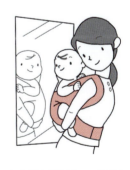
ときどき鏡を見て，子どもの様子を確認しましょう

図2-2　おんぶをするときの注意

2 個別対応と集団全体の健康および安全の管理

Ⓐ 子ども一人ひとりの健康と安全管理

　入園が決まったら，入園時問診票と嘱託医による入園時健康診断（表2-2）から子どもの健康状態を把握します．それぞれの子どもの体質や発達・発育状況，既往歴をふまえて観察し配慮します．
　慢性疾患や発育の遅れなど，とくに配慮が必要な場合は，職員間だけでなく，その子の主治医や行政などの関係機関との連携が必要になります．
　医学的に配慮の必要な子どもが集団保育に参加するときの留意事項やかかわり方などの情報を医療機関から収集し，母子健康手帳や保護者からの情報と合わせて対応のしかたを検討します．また，集団のなかに個別の配慮が必要な子どもがいることを，保護者会などで伝えることも大切です．
　さらに，集団全体の子どもの観察も重要です．
　転ぶといつも片方のおでこをぶつける子どもは足のバランスが原因かもしれません．あおむけに寝かせて両足の長さを見比べます．
　熱性けいれんの既往がある子は，動きや顔色，熱感，食欲など，いつも目配りして観察をします．また，感染症予防対策として，発熱した子が出たときには個別保育をして，ほかの子に感染しないように努めます．

Ⓑ 集団全体の健康と安全管理

　身体測定や健康診断の結果，対応が必要になった場合は，保護者に健康記録（表2-3）や健康カード（表2-4）で知らせるとともに，機会を見つけて家庭での状況を聴きます．直接話すことで親近感や信頼感が生まれ，子どもや家族の健康への支援につなげることができるようになります．
　クラス集団全体の免疫力をみるために，予防接種歴と感染症罹患歴の資料（表2-5）をクラスごとにつくります．感染症が発生したときに流行の予測がつき，発熱や発しんなどのチェックに役立ちます．また，麻しんの予防接種時期（1歳児と5歳児）のお知らせにも利用できます．
　集団の対応としては，インフルエンザの場合は，発症したクラスはほかのクラスとの交流を避けます．クラスの子どもたちの予防接種の有無と既往歴から，発症の可能性を予測します．嘔吐・下痢の感染症流行時には，

多人数が集まるホールなどでの集会や食事会をクラス単位に切り替え，クラス間の流行拡大を防ぎます．また幼児クラスで4〜5人せきが続き，RSウイルス感染症が心配されるときは，幼児が乳児クラスへ回覧板をもって行くなどの当番活動を控えます．幼児では軽い症状のせきでも，乳児では重症化することもあるため，集団保育では年齢による配慮が必要です．

2020年に流行が開始した新型コロナウイルスは感染力が強いため集団的な感染予防が求められ，保護者の協力による毎朝の検温と体調管理，ていねいな手洗い，さらに家族の発症時は登所自粛の協力を得て，流行を抑えた例もあります．ソーシャルディスタンス（人との距離1mを保つ）に配慮した遊びやふれあい，共有する玩具の消毒などの感染予防対策も行われました．

1つのクラスで感染が終わった場合は，保育集団内での流行をコントロールできたことになります．早番・遅番保育までも考えるとクラス間で交流しないことを維持することは困難です．しかし，できる限り努力することは決して無駄ではありません．

新型コロナウイルス（COVID-19）

2020年3月，WHO（世界保健機関）は新型コロナウイルスの世界的流行に対して，パンデミック宣言を行いました．日本では緊急事態宣言が2度発出され，医療体制維持のために感染予防対策"Stay Home"が推奨されました．

保育所は各自治体の対応に沿って保護者に理解と協力（外出自粛やソーシャルディスタンス保持，マスクの着用など）を求めるとともに，児童への健康指導を行うなど，感染拡大防止のためのヘルスプロモーション推進への努力が求められています．

COLUMN

保育所は地域との連携が必須

●集団感染予防

2009年，新型インフルエンザA/H1N1が流行したとき，各保育所が単独で感染症対策を行うことはむずかしいため，国からは地域や自治体全体としての対応が求められました．各保育所では自治体と話し合い，感染を予防するための手洗い，検温，クラス別保育，登園の自粛，行事開催変更など保育所での対応について，保護者に協力を求める通知が出されました．世界的流行の感染症対策は一刻を争うため，地域との迅速な連携がとても重要です．

●医療的ケア児の受け入れ

2018年から開始した医療的ケア児の受け入れにあたって，医療施設ではない保育所は，地域の医療機関と連携して，保育内容の深さや幅と専門的な医療的配慮の両方を検討する必要があります．保育所という場において，生命の安全を確保するためには，連携は必須となります．

また，医療的ケア児が個別の配慮のもとで集団のなかで過ごすことにより，ほかの子どもや保護者なども「インクルーシブ」の意識をもつことにつながっていきます．保育現場の職員一人ひとり，子どもや保護者一人ひとりが多様性を理解し，ともに生活していく基盤は，地域との連携によって成り立っていくと考えます．

第2章 ● 保健的観点をふまえた保育環境および援助　15

表2-2 入園時問診票（例）（健康・食事）

入 園 時 健 康 調 査

〔記入日　　　　　年　　　月　　　日〕　　　　　　　　　　　　　　　　　　　　　　　　保育園

園児名（フリガナ　　　　　　　　　　　　　　男・女）　　　　年　　　月　　　日生　　　歳　　　か月

1．出生までの状況について

妊娠中の異常	無・有（妊娠高血圧症候群・強いつわり・貧血・糖尿病・その他　　　　　　　　　　　　　　）
分娩状況の異常	無・有（鉗子・吸引・帝王切開〔理由　　　　　　　　　　　　　　　　　　　））
出生時の異常	無・有（仮死・けいれん・その他　　　　　　　　　　　　　　　） 黄疸（光線療法　無・有）　保育器使用（　　　　　日間）
在胎期間	週　　　日（　　　か月）
児の状態	身長　　　　　　　　cm　　　体重　　　　　　　　g
	頭囲　　　　　　　　cm　　　胸囲　　　　　　　　cm
その他	

2．栄養・発育について

栄養方法	母乳　　歳　　か月まで	授乳回数　　　／日　　　時間毎　　回
	ミルク　　か月〜	吐乳　　　　無・有
	混合	牛乳の切り替え　無・有（　歳　　か月〜）
食事	離乳開始　　か月〜　　歳　　か月頃完了	食事量　　多 ・ 普 ・ 少
便性	性状　　硬い ・ 普通 ・ 軟らかい	便の回数　　　回／日
睡眠	約　　　時間（夜　　　時間, 昼　　　時間）	

発達状況	生後１か月以内に異常がありましたか　　異常なし・異常あり（　　　　　　　）		
	首のすわり（　　　か月頃）	目でものを追う（　　　か月頃）	
	寝返り（　　　か月頃）	呼ぶ方に顔をむける（　　　か月頃）	
	おすわり（　　　か月頃）	あやすと笑う（　　　か月頃）	
	はいはい（　　　か月頃）	ものをつかむ（　　　か月頃）	
	つかまりだち（　　　か月頃）	意味のある単語を話す（　歳　　か月頃）	
	歩行（　歳　　か月頃）		
健診	3〜4か月児健診	異常なし・異常あり（　　　　　　　）	受けていない
	6〜7か月児健診	異常なし・異常あり（　　　　　　　）	受けていない
	9〜10か月児健診	異常なし・異常あり（　　　　　　　）	受けていない
	1歳児健診	異常なし・異常あり（　　　　　　　）	受けていない
	1歳6か月児健診	異常なし・異常あり（　　　　　　　）	受けていない
	3歳児健診	異常なし・異常あり（　　　　　　　）	受けていない
検査	先天性代謝	異常なし・異常あり（　　　　　　　）	受けていない

発達・健康面で気になっていることはありますか

3. 今までにかかった病気は何ですか（かかった年月日を記入して下さい）

はしか	・	・	喘息	・	・	けいれん（有・無）	脱臼（有・無）
水ぼうそう	・	・	RSウイルス	・	・	発症年令　歳　か月	股関節（左　右）
風疹	・	・	中耳炎	・	・	最終年月日　・　・	肘関節（左　右）
おたふくかぜ	・	・	その他			回数　　計　　回	ヘルニア（有・無）
突発性発疹	・	・		・	・	原　因	そけい部（左　右）
百日咳	・	・					おへそ（有・無）

4. 今までに受けた予防接種は何ですか（接種した年月日を記入して下さい）

	BCG				DPT				小児肺炎球菌			
ポリオ	生ワクチン				1期				ヒブワクチン			
	不活化				4種混合				ロタ1価5価			
					日本脳炎				インフルエンザ	年度	年度	年度	年度
MR（はしか 風疹）					おたふくかぜ							
B型肝炎					水ぼうそう							

5. 体質について（該当に○をつけて下さい．平熱は数値を記入して下さい）

発熱しやすい	湿疹が出やすい	のどがはれやすい	おむつかぶれしやすい
かぜをひきやすい	便秘しやすい	鼻血を出しやすい	じんましんが出やすい
ぜいぜいしやすい	下痢をしやすい	よく腹痛を訴える	目が赤くなりやすい
咳が出やすい	吐きやすい	目やにが出やすい	平熱　　　　　　　℃
常時飲んでいる薬はありますか	いいえ・はい（　　　　　　　　）		平熱は，体調のよい日に朝起き
使用してはいけない薬はありますか	いいえ はい（　　　　　　　　）		てすぐに（活動前）検温した 3日間の平均とします．

6. アレルギーについて　（有・無）

病　名	アトピー性皮膚炎・鼻炎・喘息・食べ物・結膜炎・薬（　　　　　　　　　　　　　　　　　　） その他（　　　　　　　　　　　　　　　　　　　　　　　　　　　　　　　　　　　　）
原　因	ダニ・ハウスダスト・卵・牛乳・大豆・その他（　　　　　　　　　　　　　　　　　　　）
症　状	湿疹・鼻水・咳・鼻詰まり・ゼロゼロ・その他（　　　　　　　　　　　　　　　　　　　）
湿　疹	頭・顔・首・肩・背部・腹部・肘・膝・その他（　　　　　　　　　　　　　　　　　　　）

7. 家族の体質傾向（アレルギー，喘息，肝炎等）

父（	）喫煙（有・無）
母（	）喫煙（有・無）
兄弟姉妹（誰が　何の	）

入園時健康診断（園医記入）　　　　　　　　　　　施行日　　　　年　　　月　　　日

入園時所見	栄養状態	
	脊　柱	
	皮　膚	
	呼　吸	
	心　音	
	腹　部	
	眼	
	耳	
	鼻	
	咽　頭	
	運動発達	

その他（手術あと，傷，湿疹）

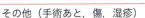
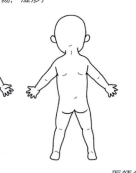

身長　　　　cm

体重　　　　kg

医師名　　　　　　印

（全国保育園保健師看護師連絡会：保育のなかの保健改訂第2版，2019）

第2章 ● 保健的観点をふまえた保育環境および援助

表 2-3　健康記録（例）

健　康　記　録

出産歴	第　　子	分娩	正常・異常（　　　　　　　）早産　　週	出生時体重	g

既　往　歴 ／ 予　防　接　種

既往歴			予防接種						
麻しん	年　月	4種混合（ジフテリア・破傷風・百日咳・ポリオ）	第1期	1回	年　月	流行性耳下腺炎（おたふくかぜ・任意）		年　月	
水痘	年　月			2回	年　月			年　月	
百日咳	年　月			3回	年　月	ロタウイルス（任意）	1回	年　月	
流行性耳下腺炎	年　月		追加		年　月		2回	年　月	
風しん	年　月	BCG			年　月		3回	年　月	
突発性発しん	年　月	MR（麻しん・風しん）	第1期		年　月	B型肝炎	1回	年　月	
川崎病	年　月		第2期		年　月		2回	年　月	
溶連菌感染症	年　月	日本脳炎	1回		年　月		3回	年　月	
	年　月		2回		年　月			年　月	
	年　月		追加		年　月			年　月	
	年　月	インフルエンザ菌b型（Hib）ヒブ	1回		年　月			年　月	
	年　月		2回		年　月			年　月	
	年　月		3回		年　月	備考			
			4回		年　月				

乳幼児健康調査 ／ （つづき）

乳幼児健康調査					
3か月	年　月		プレベナー（肺炎球菌）	1回	年　月
6か月	年　月			2回	年　月
9か月	年　月			3回	年　月
1歳6か月	年　月			4回	年　月
3歳	年　月		水痘（水ぼうそう）	1回	年　月
	年　月			2回	年　月

体　質　的　な　特　徴

・かぜをひきやすい（年　　回くらい）　　　・高熱をよく出す　　　・最高発熱　　　℃
・ぜいぜいしやすい　　　　　　　　　　　・かぶれやすい（絆創膏・アルコール・その他　　　　　　）
・ひきつけをおこしたことがある（初回　年　月　日　熱　℃　最終　年　月　日　計　回）
・脱臼したことがある（部位：　　　　　　　　　年　月　日）
・中耳炎　　　　　・鼻血が出やすい　　　・心雑音　　　　　・ヘルニア（　　　　　　　）

ア　レ　ル　ギ　ー

アレルギー性の病気　（喘息・アトピー性皮膚炎・じんましん・鼻炎・結膜炎・湿しん　　　）
アレルゲン　食物（　　　　　　　　　　　）薬品（　　　　　　　）
かかりつけ病（医）院名（　　　　　　　　　　　　　　　　　　　　　　　　　）

歯　科　健　診

検査日	処置歯	未処置歯	健全歯	要観察歯	備考
年　月　日					
年　月　日					
年　月　日					
年　月　日					
年　月　日					
年　月　日					

入園前健康診査結果

診査日　　　年　　月　　日　　印

カウプ指数		歯および口腔		その他所見
身長	cm	眼		
体重	kg	耳		
頭囲	cm	鼻		
胸囲	cm	胸部		
脊柱		腹部		
頭部		四肢		
咽頭		皮膚		
頸部リンパ腺				

（全国保育園保健師看護師連絡会：保育のなかの保健改訂第2版, 2019）

表 2-4　健康カード

身 長 体 重 測 定

月別	年度		年度		年度		年度		年度		年度	児童名
	身長	体重	身長	体重	身長	体重	身長	体重	身長	体重	身長	体重
4												
5												
6												
7												
8												
9												
10												
11												
12												
1												
2												
3												

健 康 診 断

項目 ＼ 月別	年度		年度		年度		年度		年度		年度	
	月	月	月	月	月	月	月	月	月	月	月	月
カウプ指数												
頭　囲												
胸　囲												
脊　柱												
頸部リンパ腺腫脹												
咽 頭 部												
眼												
耳　鼻												
皮　膚												
その他所見およびおよび注意事項												
嘱託医㊞												
プール前健診												
嘱託医㊞												

（全国保育園保健師看護師連絡会：保育のなかの保健改訂第 2 版, 2019）

表 2-5　予防接種歴・感染症罹患歴

項　目		予防接種													
		4 種混合（ジフテリア，破傷風，百日咳，ポリオ）				BCG	MR（麻しん，風しん）		ヒブ（Hib）インフルエンザ菌 B 型				B 型肝炎		
名　前	生年月日	1回	2回	3回	追加		1期	2期	1回	2回	3回	4回	1回	2回	3回

項　目		予防接種											
		日本脳炎			肺炎球菌（プレベナー）			水痘	流行性耳下腺炎	ロタウイルス			
名　前	生年月日	1回	2回	3回	1回	2回	追加						

項　目		感染症罹患状況								
		麻しん	水痘	百日咳	流行性耳下腺炎	風しん				
名　前	生年月日									

（全国保育園保健師看護師連絡会：保育のなかの保健改訂第 2 版，2019）

3

保育における健康および安全の管理

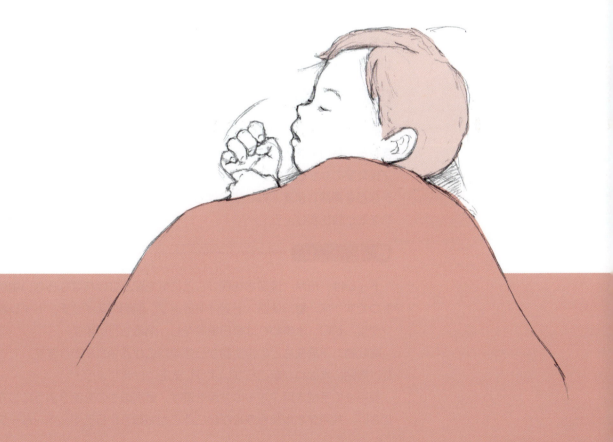

1 衛生管理

児童福祉施設の設備・運営
資料編 p.129 参照

　児童福祉施設の設備や運営において，国は一定の基準を設けています．そのなかで，衛生的な管理に努め，または衛生上，必要な対策を積極的にとらなければならないとされています．

　さらに，子どもたちが集団で生活する保育施設では，健康的で安全に心地よく過ごせるための環境整備が不可欠とされています．また，感染症が広がることを防ぐためのさまざまな対応が定められています．

施設内の衛生管理

　室内の衛生管理場所には，調理室・調乳室，乳児の保育室，幼児の保育室，トイレ，手洗い場，事務室などがあります．室外には園庭，砂場などがあります．

❶ 調理室・調乳室

　食中毒を出さないための十分な衛生管理が必要です．天井・床面・壁面や備品が清潔に保たれているか，害虫が入り込んでいないか，食材や食器が適切に保管されているか，などを確認します．

❷ 保育室

　清掃が行き届いていない施設は，いくら消毒しても十分な効果は得られません．毎日の念入りな掃除を徹底しましょう．

　保育室のなかをきれいに片付けて，床，壁，ドア，手すり，照明のスイッチなどを掃除します．掃き掃除はもちろん，拭き掃除でちりやほこり，汚れを取り除きましょう．

❸ トイレ

　トイレは，日常，清潔さを保つことに気を配らなければならない場所の１つです．床，壁，便器，ドア，ドアノブ，照明のスイッチ，トイレ用サンダル，蛇口，水まわりは毎日掃除をし，消毒も行います．

　嘔吐物，下痢便などの排泄物から感染が広がる場合があります．できるだけ周囲に水はねが起こらないように気をつけましょう．

　使用後の手拭き用タオルは共用を避け，個別のものを使うようにしてください．共用タオルから感染が起こることもあるからです．ペーパータオ

ルやハンドドライヤーを使いましょう．

④　手洗い場 ••

　手洗い用のせっけんや，手拭き用のタオル（共用は避け，個人用かペーパータオルを使用）がきちんと用意されているか，チェックします．

　水廻りのぬめりは，細菌が繁殖しやすい場となります．汚れや飛び散った水滴はきれいに拭いて，清潔を保つようにします．

⑤　寝具・タオル類 ••

　お昼寝用の寝具，ふとんカバーやタオル類は，子ども各個人専用のものを使うようにしましょう．子どもが清潔なものが使えるよう，保護者にも協力を呼びかけます．

　また，ふとんは定期的に陽に干すなどして乾燥させるようにします．

　尿や便，嘔吐したものがついたときは，すぐに消毒をしましょう．

⑥　おもちゃ ••

　おもちゃは，子どもがなめたり手で触るものです．まずその点をふまえて，洗浄と消毒ができるものを選ばなければなりません．

　子どもの口に直接触れるおもちゃは，そのつど汚れを洗い流し，感染予防のため，午前と午後でおもちゃを交換するなどの配慮が必要です．定期的に管理を行うことで清潔に使い続けることができます（**表3-1**）．

⑦　室外の衛生管理 ••

　園庭の遊具は定期的に安全点検を行います．樹木の害虫駆除，花壇の手

表3-1　おもちゃの消毒

	ふだんの取り扱いの目安	消毒方法
ぬいぐるみ 布類	・定期的に洗濯する ・陽に干す（週1回程度） ・汚れたら随時洗濯する	・糞便や嘔吐物で汚れたら，汚れを落とし，0.02%（200 ppm）の次亜塩素酸ナトリウム液に十分浸し，水洗いする ・色物や柄物には消毒用エタノールを使用する 　＊汚れがひどい場合には処分する
洗えるもの	定期的に流水で洗い，陽に干す ・乳児がなめるものは，毎日洗う ・乳児クラス週1回程度 ・幼児クラス3か月に1回程度	・糞便や嘔吐物で汚れたものは，0.02〜0.1%（200〜1,000 ppm）の次亜塩素酸ナトリウム液に浸し，陽に干す ・色物や柄物には消毒用エタノールを使用する
洗えないもの	定期的に湯拭きまたは陽に干す ・幼児がなめたりするものは，毎日拭く ・乳児クラス週1回程度 ・幼児クラス3か月に1回程度	・糞便や嘔吐物で汚れたら，汚れをよく拭き取り，0.05〜0.1%（500〜1,000 ppm）の次亜塩素酸ナトリウム液で拭き取り，陽に干す

〔保育所における感染症対策ガイドライン（2018年改訂版），厚生労働省，2018〕

第3章 ● 保育における健康および安全の管理

入れ，園庭の掃除などで，ごみや危険物を取り除いておきましょう．とくに砂場は異物が混入したり，動物の排泄物などで感染源となりやすいところです．定期的な衛生管理が必要です（第2章 p.9 参照）．

職員の衛生管理

❶ 手洗いの徹底

　保育者自身が感染源や媒介者とならないようにしましょう．基本として，次のような場合は必ず手洗いを行います（図3-1）．

- 外部から施設内に入るとき
- 調乳と授乳の前
- 食事やおやつの配膳と介助のとき
- 子どものトイレに付き添ったあと
- おむつを交換したあと
- 子どもの尿，便，血液，そのほかの体液（唾液，汗，鼻水など）に触れたとき
- 子どもの薬を扱う前後（軟こうを塗るなど）
- 歯みがきの介助のとき
- 動物の世話をしたあと
- 清掃や嘔吐物の処理をしたあと

① 水で手をぬらす

② 石けんを泡立てる

③ 手のひらを洗う

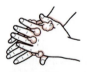
④ 手の甲を洗う

⑤ 指の間を洗う

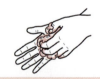
⑥ 指先，爪の間をこする

⑦ 手首を洗う

⑧ 石けんを洗い流す

⑨ 清潔なタオルで拭き取る

図3-1　手洗いの方法

❷ 下痢便や嘔吐物の処理

使い捨て手袋，マスク，使い捨てエプロンは施設のわかりやすい場所に常備していますか．下痢便や嘔吐物を処理するときに使うこれらのものは職員誰もがわかるところに置いておきましょう．

手順は，まず新聞紙などで広く覆い，汚物が飛び散らないようにしてから，ペーパータオルや使い捨ての布で拭き取ります．拭き取ったものはビニール袋に入れて密封してから捨てるようにしましょう．

飛沫核感染防止のため，便や嘔吐物がついた場所は，消毒薬を使って拭き取り，さらに消毒も行います（表3-2，3-3）．処理が終わったら，手袋，マスク，エプロンを外してビニール袋に入れて口を閉じます．汚物入れに捨てて，手洗いとうがいをし，換気を行います．

下痢便や嘔吐物の処理だけでなく，血液，汗，唾液，尿などあらゆる体液に触れるときには必ず手袋を使用するようにします．

便の処理グッズ
- 使い捨て手袋
- ビニール袋
- おむつ交換専用シート（使い捨て）
- 激しい下痢のときには，マスク，エプロン着用

嘔吐物の処理グッズ
- 使い捨て手袋
- 使い捨てマスク
- 使い捨て袖付きエプロン
- ビニール袋
- 使い捨て雑巾
- 消毒容器（バケツにまとめておく）

（次亜塩素酸ナトリウム0.1%の希釈液を使用）

表3-2　消毒液の種類と用途

薬品名	塩素系消毒薬（次亜塩素酸ナトリウム）	第4級アンモニウム塩（塩化ベンザルコニウムなど）※逆性石けん，陽イオン界面活性剤	アルコール類（消毒用エタノールなど）
適応対象	・調理や食事に関する用具 ・室内環境（便座，ドアノブなど） ・衣類，シーツ類，遊具など	・手指 ・室内環境，家具など（浴槽，沐浴槽，トイレのドアノブなど） ・用具類（足浴バケツなど）	・手指 ・遊具 ・室内環境，家具など（便座，トイレのドアノブなど）
消毒の濃度	・0.02〜0.1%（200〜1,000 ppm）液での拭き取りや浸け置き	・0.1%（1,000 ppm）液での拭き取り ・0.02%（200 ppm）液での食器の浸け置き	・原液（製品濃度70〜80%の場合）
留意点	・酸性物質（トイレ用洗浄剤など）と混合すると有毒な塩素ガスが発生するので注意する ・金属腐食性が強く，錆が発生しやすいので，金属には使えない ・汚れ（有機物）で消毒効果が低下する．このため，嘔吐物などを十分拭き取ったあとに消毒する．哺乳びんは，十分な洗浄後に消毒を行う ・脱色（漂白）作用がある	・経口毒性が高いので，誤飲に注意する ・一般の石けんと同時に使うと効果がなくなる	・刺激性があるので，傷や手荒れがある手指には用いない ・引火性に注意する ・ゴム製品，合成樹脂などは，変質するので長時間浸さない ・手洗い後，アルコールを含ませた脱脂綿やウエットティッシュで拭き自然乾燥させる
有効菌	すべての微生物（ノロウイルス，ロタウイルスなど）	一般細菌（MRSAなど），真菌	一般細菌（MRSAなど），結核菌，真菌，ウイルス（HIVを含む）など
効きにくい菌		結核菌，大部分のウイルスなど	ノロウイルス，ロタウイルスなど
その他	直射日光の当たらない涼しい場所で保管する	希釈液は毎日つくりかえる	

注）通常の衛生管理における消毒については，消毒をする場所などに応じ，医薬品・医薬部外品として販売されている製品を用法・用量に従って使い分ける．ただし，糞便や嘔吐物，血液を拭き取る場合などについては，消毒用エタノールなどを用いて消毒を行うことは適当でなく，次亜塩素酸ナトリウムを用いる．

〔保育所における感染症対策ガイドライン（2018年改訂版），厚生労働省，2018〕

第3章 ● 保育における健康および安全の管理　25

表3-3　次亜塩素酸ナトリウムの希釈方法（市販の漂白剤　塩素濃度約6%の場合）

消毒対象	濃度（希釈倍率）	希釈方法
便や嘔吐物が付着した床 衣類などの浸け置き	0.1%（1,000 ppm）	水1Lに対して約20 mL （目安としては500 mLペットボトルにキャップ2杯弱）
食器などの浸け置き トイレの便座やドアノブ，手すり，床など	0.02%（200 ppm）	水1Lに対して約4 mL （目安としては500 mLペットボトルにキャップ0.5杯弱）

注1）次亜塩素酸ナトリウム消毒薬の希釈液は，時間が経つにつれ有効濃度が減少することに留意する
　2）製品によっては，冷暗所に保管するよう指示があるものがあり，指示に従い適切に保管することが必要となる

〔保育所における感染症対策ガイドライン（2018年改訂版），厚生労働省，2018〕

❸ 職員の健康・衛生管理

「子どもを守る」立場である保育者自身の健康管理も大切です．次のような点に注意するとよいでしょう．

- 定期的な健康診断は積極的に受けましょう．日ごろから体調管理にはとくに気をつけましょう．
- 服装は清潔なものを着用しましょう．長い髪は束ね，爪は短く切るなど清潔感を大事にしたいものです．
- 下痢や嘔吐，発熱，せきが続くときは，すぐに受診しましょう．
- 子どもの見本になるよう，せきエチケットや必要な手洗いを徹底しましょう．
- 感染源となる汚物の処理を行うときは完璧をめざします．
- 麻しん・風しんなどの必要な予防接種も受けておきましょう．

C 食中毒の予防と発生時の対応

「食の安全」をいかに実現するかが問われる時代となりました．人間の健康に害を与えるウイルスや細菌が食品に付着していたり，また農薬や化学物質が多量に混入した食品についての報道も日常的にあります．その結果，小さな子どもや妊婦・高齢者など，抵抗力の弱い人たち，とくに配慮を要する人たちが犠牲になる事故も起こっています．

❶ おもな食中毒の特徴

● ノロウイルス

ノロウイルスによる食中毒は，おもに調理者を通じた食品の汚染により発生します．感染した場合，1〜2日で症状が出てきます．突然の吐き気，嘔吐や激しい下痢に見舞われる急性胃腸炎です．腹痛，発熱（38℃以下）などもみられます．

あらゆる年齢の人に発症し，軽い症状の場合は数時間から3日ほどで回復に向かいます．乳幼児や高齢者は，基本的に抵抗力が弱いため，重い

症状になることがあります．また，自覚症状がなくなってから，1週間から1か月間と比較的長い間，尿や便からウイルスが出ていることがあり，そこから感染が広がるケースも増えています．

ノロウイルスは，とくに冬場，カキなどの二枚貝による食中毒が多発しています．ヒトの腸管に入ってから，急激に増殖するという性質をもっていますが，熱に弱いため，85℃で90秒間以上の加熱調理により，死滅すると考えられています．

近年，ノロウイルスによる食中毒は発生件数の3割程度ととても多くなっています．保育所などの大規模調理施設でも起こり，ひとたび起これば，食中毒を起こした人の数が多いことも大きな特徴といえます．

調理者の健康管理，手洗い，調理器具などの消毒はもちろん，感染拡大防止のために，汚染されたものの消毒や嘔吐物などの適切な処理が重要です．

● **サルモネラ菌**

卵や鶏，ペットなどの動物は，サルモネラ菌をもっていることがしばしばあります．サルモネラ菌が何らかのかたちで口に入ると食中毒となります．サルモネラ菌が死滅するには75℃で1分間以上の加熱が必要です．黄身も白身も固くなるくらいの温度と考えるとよいでしょう．

● **カンピロバクター，O157**

レバ刺しや鳥わさなど，生の肉や加熱不足の肉が原因の食中毒です．

肉はカンピロバクターや腸管出血性大腸菌（O157など）という食中毒菌が付着していることがあります．強い毒性をもっているため，たとえ菌の量が少なくても食中毒になります．抵抗力が弱くなっているときは，

食中毒例…その1

両親と子どもの家族4人が，ほぼ同時に下痢・腹痛・発熱などを発症しました．原因食品の調査から，共通の食事に「ニラ卵炒め」と「生卵入り納豆」が確認され，調理前の卵にひびが入っていたこと，さらに調理した卵料理が一晩，室温で放置されていたことがわかりました．もともと卵についていたサルモネラ菌が増えて，食中毒になった可能性が高いとされました．

食中毒例…その2

ある遠足のとき，昼食時のバーベキューで，40数人が食中毒症状を起こしたことがありました．十分に火が通っていない鶏肉を食べたため，カンピロバクターによる食中毒が発生しました．

COLUMN

有害化学物質

私たちの生活環境に放出される有害化学物質の種類は急激に増えています．

過去に放出されたPCBや水銀，TBTO，TPT，クロルデン類は，農地や山林・河川や海水などに，微量ですが融解・沈殿しています．

さまざまな生き物が，食物と一緒にこれらの有害物質を体内に取り込み，食物連鎖の頂点にいる人間が最終的に濃縮された食物として体内に蓄積することになります．そしてこれらの物質が，人間のからだのなかの特定の臓器や組織に蓄積していくと，中毒になり，健康被害を起こします．

熊本県水俣市の企業から，海水に水銀が流れた事故はこの典型例です．汚染された海で獲れた魚介類を人間が食べることにより水銀の中毒症状が発生したのです．大規模な公害病「水俣病」です．

近年では，新建材，アスベスト，印刷用インクが原因となる中毒症状も問題になっています．塗料ガスの接触や吸入により中毒が起こり，がんなどの病気を引き起こすこともあります．

環境汚染問題は，食品衛生や環境衛生と密接にかかわっています．

第3章 ● 保育における健康および安全の管理　27

ときに重症化することがあります．子どもや高齢者は注意が必要です．肉類は十分に加熱することが必要です．

❷ 食中毒の予防

食中毒予防の3原則は，食中毒菌を「付けない，増やさない，殺す」です．厚生労働省から，「家庭でできる食中毒予防の6つのポイント」が示されています（図3-2）．保育所においても，食品の取り扱いには十分な注意が必要です．保育者が感染源にならないようにしましょう．

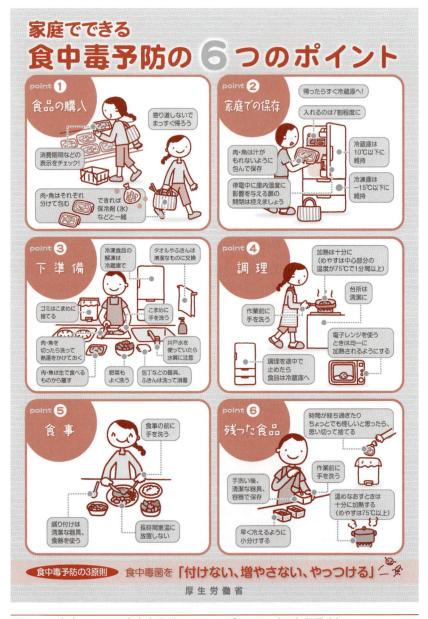

図3-2　家庭でできる食中毒予防の6つのポイント（厚生労働省）

2 事故防止および安全対策

A 子どもの事故の現状

　子どもの事故は実にさまざまなものがあります．交通事故などはマスコミによる報道もありますが，それ以外はどのような事故が起こっているのか具体的に細かくは知られていません．

　交通事故以外の事故による死亡事例は，一般の人が思うより多く起こっています．とくに，子どもの死亡原因の上位が「不慮の事故」となっていることは，知っておくべきです．

　日本における子どもの死亡に関して，病気などの疾病による死亡は先進国のなかでは低いのですが，事故による死亡は非常に多くなっています．事故対策として，感染症サーベイランス同様，組織的な調査・研究が求められているところです．

❶ 年齢別死亡順位

　2019年の人口動態統計調査をみてみましょう．ここから，年齢（群）別に死亡原因の順位をまとめると，病気よりも不慮の事故が目立ちます（表3-4）．不慮の事故による死亡数は，0歳78人，1歳30人，2歳21人，3歳13人，4歳8人，5～9歳56人となっています．小さい子どもほど不慮の事故での死亡数が多いことがわかります．

❷ 年齢別死亡原因

　「不慮の事故」とは「思いがけず発生した事故」という意味で，「避けられない事故」という印象を与えますが，よく調べてみると実は防ぐことができる事故が多いのです．決して「不慮＝思いがけず」起きたのではないことは押さえておきたいところです．事故発生は，想定外（思いがけず）ではなく予測可能であり，だからこそ同じ事故を繰り返さない再発防止が可能となるのです．

　事故を振り返り，その事例を徹底的に調べることで，原因がわかります．原因となったものをなくしていく予防対策をとれば，その後の事故を防いだり，少なくしたりできるのです．

　国は『健やか親子21』（2001年）の取り組みにおいて，10年後の目標値を設定しました．子どもの不慮の事故については，死亡率の半減と

第3章 ● 保育における健康および安全の管理　29

2011年の死亡原因について

東日本大震災による死亡が多いため，特異的な年となっています．

不慮の事故による死亡数の比較

(歳)＼(年)	2010	2011	2012
0	113	199	93
1～4	151	380	123
5～9	125	353	103

表3-4 年齢（群）別死因順位

	第1位	第2位	第3位	第4位	第5位
0歳	先天奇形，変形および染色体異常（580人）	周産期に発生した病態（239人）	**不慮の事故（78人）**	乳幼児突然死症候群（75人）	胎児および新生児の出血性障害等（56人）
1歳	先天奇形，変形および染色体異常（63人）	**不慮の事故（30人）**	インフルエンザ／心疾患（16人）		周産期に発生した病態／悪性新生物（12人）
2歳	先天奇形，変形および染色体異常（32人）	**不慮の事故（21人）**	悪性新生物〈腫瘍〉（17人）	インフルエンザ／心疾患（6人）	
3歳	先天奇形，変形および染色体異常（28人）	悪性新生物（19人）	**不慮の事故（13人）**	インフルエンザ（8人）	心疾患（7人）
4歳	先天奇形，変形および染色体異常（19人）	悪性新生物（17人）	心疾患（10人）	**不慮の事故（8人）**	インフルエンザ（3人）
5～9歳	悪性新生物（86人）	**不慮の事故（56人）**	先天奇形，変形および染色体異常（41人）	心疾患（18人）	インフルエンザ（14人）

（厚生労働省：令和元年（2019）人口動態統計より年齢別に作成）

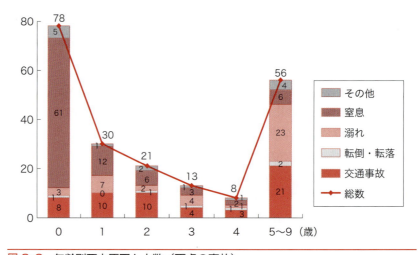

図3-3 年齢別死亡原因と人数（不慮の事故）

（厚生労働省：令和元年（2019）人口動態統計）

いう目標を掲げ，それを達成しました．多くの事故が予防できるのですから，さらにゼロに近づける努力が必要です．

　では，子どもの年齢（群）別に，どのような事故で亡くなっているのか2019年のデータで詳しくみてみましょう（図3-3）．

　小さい子どもでは，屋外で発生する交通事故の割合が少なく，そのほかの屋内で発生する事故が多いといえます．家庭内はもちろん，保育所など

の生活場面で起こっている事故もあります．

0歳児では，不慮の事故で78人が亡くなっています．そのうち，窒息がいちばん多く61人です．また，SIDS（乳幼児突然死症候群）は75人でした．

1歳児では，窒息が最も多く12人です．そのうちベッド内ならびに食物以外での窒息がともに3人と多いです．次に多い交通事故は10人，溺れでも8人亡くなっています．

2歳以上の子どもでは，交通事故が最多ですが，窒息や溺れも多くみられます．

5〜9歳では，交通事故より溺れの方が2人多くなっています．なお，子どもの溺れでは総数40人のうち浴槽内が18人と最多でした．

❸ 保育所内でもこんなに危険がある

内閣府では，教育・保育施設において発生した「死亡事故や治療に要する期間が30日以上の負傷や疾病を伴う重篤な事故等」で，1月1日から12月31日までに報告があったものについて，取りまとめて公表しています．2018年は以下のとおりです（**表3-5**）．

- 死亡例9件のうち8人が1歳以下で，6歳が1人です．
- 死亡例の発生場所は，8件が園内の室内で起きていました．
- 死亡事故発生時の状況は，睡眠中が8人，その他が1人となっています．なお，意識不明は13人と死亡より4人も多いですが，詳細情報はありません．

表3-5だけでは具体的な事故内容がわかりませんが，まずは，なぜ事故が発生するのか，予防のための対策はどのように行うか，子どもの事故が起こる原因について考えていくことが大切です．本章Dの「安全チェックリスト」（p.38）を参照してください．

表3-5　教育・保育施設等における事故報告（2018年）

	負傷等	死　亡					総計
		（0歳）	（1歳）	（2歳〜5歳）	（6歳）	小計	
認可保育所	892		1		1	2	894
家庭的保育事業	0	1				1	1
認可外保育施設	17	3	3			6	23

（内閣府：教育・保育施設等における事故報告集計，2019）

B 子どもの事故の特徴

赤ちゃんは日々，驚くほどのスピードで発育しています．音を聞き分け，ものが見えるようになり，自分で動けるようになると，外界への関心がぐっと強くなります．その興味・関心の大きさは無限大です．この驚嘆すべき発育のすばらしさの裏には，大きな事故につながる可能性が横たわっています．成長をあと押ししながら，事故が起こらないよう，たえず気を配り，具体的な対策で事故を予防していくことが重要です．

❶ 子どもの特性と関連事故

何でも口に入れる…………窒息（誤嚥），誤飲
何でも触る…………………やけど
走るのが大好き……………転倒
飛び跳ねるのが大好き……転倒，転落，ひも類による窒息
高いところが大好き………転落，ひも類による窒息
水が大好き…………………溺れ

❷ 子どもの身体特性と事故の起こりやすさ

乳児（5か月未満児）は手足を
自由に動かせない…………………………口・鼻を覆うものを払いのけられない（窒息）
表面積が小さい……………………………やけどは広範囲
皮膚が薄い…………………………………やけどは重症化（味噌汁でもひどいやけどになる）
頭が重い……………………………………頭から落ちる
頭が大きく重心が高い……………………バランスが悪く転倒
　　　　　　　　　………縁にからだを付けのぞき込み，頭から落ちる
筋力が弱い…………………………………転倒，転落，のどに詰まる窒息（せきで排出できない）
視野が狭い…………………………………ぶつかる

❸ 保育現場で実際に起きた事故事例（死亡，重篤例）

① 6か月児（口・鼻を覆われた窒息）

添い寝をしていた保育士の服などが赤ちゃんの顔を覆い，息ができずに窒息．

② 7か月児（おんぶ時の転落）

赤ちゃんをおんぶしようとした保育士の手順が不完全だったためか

乳児の窒息

乳児期は，腹式呼吸をしているので，うつぶせになると呼吸が抑制されます．さらに肺の機能も未熟で，呼吸不全を起こしやすくなります．また，6か月までは口呼吸ができないため，鼻を塞がれると窒息してしまいます．

頭から落下.

③ 1歳6か月児（手洗い場の溺れ）

子どもが流し台（深さ10 cm）で遊んでいたらしく，気づくと水中で溺れ.

④ 1歳9か月児（空気不足による窒息）

子どもが衣装ケースで遊んでいたが，気づくと裏返ったケース内で窒息.

⑤ 2歳児（のどの詰まりによる窒息）

子どもがフルーツポンチを食べていて白玉を吸い込み，のどに詰めて窒息.

⑥ 3歳児（すべり台での首つり）

子どもがすべり台からすべり降りるときに，洋服のフードがすべり台の突起に引っ掛かり，首つり状態で窒息.

⑦ 4歳児（本棚での熱中症）

子どもがかくれんぼで本棚の下段の物入れに隠れたらしく，数時間後に熱中症.

⑧ 5歳児（川での溺れ）

お泊り保育で，ライフジャケットを着用せず，川遊びをしていたときに，急な増水で流されての溺れ.

❹ 家庭などで起きた気になる事故事例（ヒヤリハット例，死亡例） ‥‥

① 4か月児（口・鼻を覆う窒息）

郵便物から外したビニールをベッド内に落としたらしく，それが赤ちゃんの顔を覆い，息ができずチアノーゼ状態.

② 1歳児（お風呂での溺れ，**図3-4**）

母親が髪を洗う際，子どもを湯船に立たせていたが，すべって沈没.

③ 2歳児（ひもでの首つりによる窒息）

窓の下のソファーで飛び跳ねていたら，ブラインドのひもの輪に頭が入り，首つり状態.

④ 3歳児（火遊びによる火災）

押し入れに入ってライターで火遊びをしていたらしく，ふとんに燃え移り出火.

⑤ 4歳児（ビジネスホテルの窓からの転落）

ベッドの上で飛び跳ねていたら，開いている窓から飛び出し，階下に落下.

⑥ 5歳児（ホテルのプールでの溺れ）

プールで一緒に遊んでいた父親が友人と話をしたわずかなあいだに，子どもが水中に沈没.

第3章 ● 保育における健康および安全の管理　33

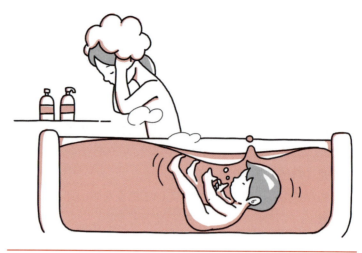

図 3-4　家庭での事故例（溺れ）

予防と対応（致命的事故，頻度の高い事故）

❶ 乳児に多い事故

●うつぶせ寝

　うつぶせは要注意です．お昼寝時にうつぶせになったらあおむけにして，呼吸していることを手で触れて確認してください．

●食べもの以外のものを飲み込む誤飲

　ものを手でつかんで口に入れる時期になると誤飲事故が増加します．たばこ・薬・ビー玉・コイン・電池などを飲み込み，中毒や窒息に至る事故は，生後 6 か月ころから急増し 9 か月ころが最も多くなります．危険なものは，子どもの手の届かないところに整理整頓しましょう．

●口鼻を覆われる窒息

　ビニールはもちろん，ガーゼでも危険です．寝ているまわりにビニール類ややわらかいものを置かないようにしましょう．また，ベッドのすきまに入り込む危険もあります．

●転　落

　重たい頭から落ちやすいです．お座りができない時期は，落ちるとき手が出ないので，致命的となってしまいます．ほんのわずかの時間でも，柵のない高いところに赤ちゃんを寝かせないようにしましょう．

❷ 幼児に多い事故

●食べもの以外のものによる誤飲

　おとなが口にしているもの（たばこ，薬など）や灰皿として使った

睡眠中の注意（窒息）
資料編 p.127 参照

ボタン電池の誤飲事故
　消費者庁は，乳幼児のボタン電池の誤飲に対して，注意を呼びかけています（2014年）．誤飲すると消化管と接触して電流が流れ，消化管に穴が開くこともあり，非常に危険です．一刻も早い対応が必要となります．

ジュース缶，洗浄剤を入れたペットボトルなども誤って飲む危険があります．小さな玩具なども危険です．子どもが飲み込める大きさは，おとなの親指と人差し指でつくった輪の大きさとだいたい同じですので，この輪を通るものは，手の届かないところに片づけましょう．

●食べものによる窒息

パサパサしたパンやビスケット類，粘り気のある餅やご飯，丸い飴やチーズ，ツルツルした白玉やこんにゃくなどは，のどに詰まりやすく危険です．とくに，大笑いや大泣きしたあとの息つぎのときやハッと驚いたときに，口のなかのものが勢いよくのどの奥に入り，気道の入口を塞ぐことがあります．これでのどが詰まってしまうのです．

昼食やおやつを食べる際は，食べることに集中できるようきちんと座り，ゆっくりとよく噛んで食べるという習慣を身につけていきましょう．

●首絞め窒息

すべり台やジャングルジムなど高いところからすべり降りるときには，とくに注意する必要があります．首まわりにあるものが引っ掛かり，首つり状態になる可能性があるからです．遊ぶときには，ひも類やフード付きの洋服は避けましょう．ただし，フードなら，背中の内側にしまって引っ掛からない状態にすれば安全です．

●密閉での窒息

子どもは狭いところに入り込むのが好きですから，旅行かばんや衣装ケース，おもちゃ箱などは危険です．子どもが入っても息ができるよう空気穴を開けましょう．また，ドラム式洗濯機に入って閉じ込められる事故も起きています．必ずロックをかけましょう．

●溺 れ

子どもは水が大好きですから，水があるところは要注意です．溺れは「瞬時に静かに起こる」といわれ，子どもは助けを求める声を出せません．

屋内では，残り湯のある浴槽や水がある洋式トイレ，水をためた流し台，バケツなどにも気をつけましょう．浴槽やトイレのなかをのぞき込むと，からだが触れているところが支点となって，重たい頭からなかにストンと落ちてしまうことがあります．お風呂やトイレはひとりで入れないように，ドアに鍵を付けることをおすすめします．

またプールや屋外の海・川での遊びでは，手の届く範囲でおとなの監視が必要です．浮輪はあくまでも遊具ですので，安全のためにはライフジャケットが必須です．一時も目を離さないようにします．

●転倒・転落

高いところからの転落は危険が大きいです．ベランダから下を見ようと身を乗り出すと，頭が重いので，ストンと一瞬で落ちてしまうことがあります．高い柵でも，子どもは台になるようなものを見つけて使うので，柵

窒息の対処法
第4章 p.57 参照

食事中の注意（誤嚥）
資料編 p.128 参照

プールや海・川での遊び
資料編 p.127〜128 参照

転倒

バリアフリー環境は，平衡機能の発達を阻害する一面もありますが，少々バランスを崩す程度であれば平衡反応で立ち直ることができます．

のまわりに，足がかりになるものは置かないようにしましょう．室内から足台を持ち出した事例もあります．ベランダに出られないように必ず鍵をかけます．また，遊具などで落ちる危険のある場所には，万一のために落下地点にやわらかい素材のものを敷くなどしましょう．

頻度の高い転倒では，本来ならとっさに手を出して自分の身を守れるのですが，最近の子どもはそれができず，手の支えが不十分なため，顔面を打ちつけて，歯を痛めるケースが増えています．

腕に体重をかける遊びやバランス感覚を養う遊びを取り入れ，転倒・転落の際には，きちんと手が出て身を守るからだづくりが大切です．

おとなは遊具や環境などに潜む許容されない危険（ハザード）を取り除き，子どもは許容される危険（リスク）に対し，自分の身を守るすべを身につけることがとても重要です．子どもがわくわくする，リスクの高い冒険遊びは，そのすべをみがくことになり，まさに，大けがをしないからだづくりといえます．

> **COLUMN**
>
> **ハザード（許容されない危険）とリスク（許容される危険）**
>
> ハザードとは子どものいのちにかかわる構造上の欠陥をいいます．たとえば遊び場などで，遊具などの不備や危険性がこれにあてはまります．おとなはこれらに気づき，責任をもって改善していくことが求められます．
>
> 一方，リスクとは，人間が生きていくなかで，子ども時代に心身を発達させるために必要な要素です．危険はどこにでも転がっています．このリスクへのチャレンジは，私たちが生きていくとき避けて通れません．つまりリスクに立ち向かうことは生存のために必要なのです．いのちにかかわる危機を避け，自分の身を守る能力をつけておくことは大事なことです．「危ないから遊ばせない」と制約せず，リスクに挑戦する体験を奨励します．

● **ぶつかり**

子どもは視野が狭く，とっさの反応も鈍いので，歩いたり走ったりするなかで，ものや人にぶつかることがよくあります．ぶつからないためには，鬼ごっこのような集団遊びで，まわりを見渡して自分の身をかわす能力を自然と養うことです．しっぽ取りゲームは，後ろを振り向いて，自分のしっぽを取られないように走りますから，より効果的です．

● **肘の亜脱臼（肘内障，図3-5）**

2～3歳児で多く発生する事故です．おとなが手を強く引っ張ることで肘のじん帯が外れてしまう，亜脱臼といわれるけがです．痛がって動かせなくなりますので，整形外科で整復してもらう必要があります．専門医にかかれば，すぐにはまってもとどおりになり，痛みは消えます．

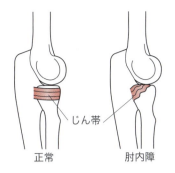

図 3-5 肘内障

❸ 窒息したときの対処法

● 誤飲と誤嚥の違い

　誤飲とは，誤って異物を飲むことです．多くの場合，食道，胃，腸を通ってから，排泄されます．しかし，飲んだものが有毒であった場合，胃洗浄や摘出手術が必要になることがあります．

　一方，誤嚥とは，口のなかのものが誤って気管に入ってしまうことです．通常は，飲み込むときには，空気の通る気管に入らないような機能になっていますが，乳幼児では，呼吸数が多く気道が開いている時間も長いので，気管のほうに入ってしまうわけです．子どもの場合，ハッと驚いた拍子（息をのむ状態）や，大泣き，大笑いのあとに息を吸い込んだときに，口のなかの丸いものなどが「スポッ」とのどの奥に吸い込まれ，気道の入口を塞いでしまうことがあります．

● 子どもの窒息（のどの詰まり）の起こり方

具体的な事例をいくつかあげてみます．

① 車のなかで丸い飴をしゃぶっていたら急ブレーキがかかり，驚いた拍子にハッと息をのみ，詰まった．

② ゆで卵の黄身を口に入れて歩いていたらつまずいて，驚いた拍子にハッと息をのみ，詰まった．

③ 節分の豆まきのあと，床の豆を口に入れたら，「だめ！」との声に驚いた拍子にハッと息をのみ，詰まった．

● 具体的な窒息の対処法

① 乳児・新生児の場合

　赤ちゃんをおとなのひざにうつぶせの格好で頭を下にしてのせ，背中をたたきます（図 3-6）．

② 幼児の場合

　子どもを横向きに寝かせ，おとながひざで胸を押さえます．手のひら（手の付け根に近い部分）で，肩甲骨の間を 4〜5 回，力強く連続してたたきます．

誤飲－絶対に吐かせてはいけないもの

- 石油製品（灯油，マニキュア，除光液，液体の殺虫剤など）
  →気管に入ると肺炎を起こす
- 容器に「酸性」または「アルカリ性」と書かれている製品（漂白剤，トイレ用洗浄剤，換気扇用洗浄剤など）
  →食道から胃にかけての損傷を悪化させる
- しょうのう（防虫剤），害虫駆除剤など
  →けいれんを起こす可能性がある

赤ちゃんの一次救命処置

　呼吸停止確認→①人工呼吸，②心マッサージ

　①，②を繰り返し行います．

①人工呼吸：赤ちゃんの口と鼻をまとめて自分の口に含み，顎の下を少し上げながら，息を吹き込んでください．吹き込む息は，口のなかの 1/3 程度を軽くフーフーと 2 回（1 秒／回）．

②心マッサージ：中指と薬指の 2 本を使って，胸の真ん中（乳頭を結んだ線の真ん中）を，2〜3 cm 沈むように圧迫します．15 回連続（100 回／分のリズム）．

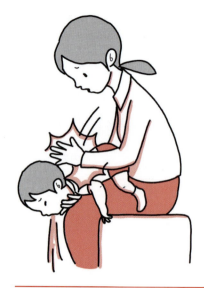

図 3-6　背部叩打法

背部叩打法
第 4 章 p.58 参照

 アメリカの事情と赤十字ハンドブックの役割

　アメリカの多くの州では 12 歳以下の子どもの留守番を条例で禁止しています．そのためベビーシッターへの需要は高く，アメリカ赤十字のハンドブックで学んだ中学生は，ライセンスを与えられてベビーシッターの仕事に就いています．

　受講者は，1 歳以上の子どもにおける死因第 1 位が事故による傷害であり，そのほとんどが予防できることを知り，安全を脅かす状況を詳しく学びます．また，預かる子どもの特性やその子の家庭のルールを理解し，屋内外の遊び場のハザードを調べます．事故を発生させない「予防」が最も大切なことなのです．子どもたちが安全で無事に楽しく過ごすことをベビーシッターの最大の責任としています．

D　安全チェックリスト

　いわゆる「不慮の事故」は日本の子どもたちの死亡原因の上位を占めています．事故は「不幸なできごと」「運が悪かった」といわれることがありますが，実は多くの事故は防ぐことができます．

　ここでは American Red Cross（アメリカ赤十字社）が発行している "Babysitter's Training Handbook"（青少年向けベビーシッター養成講座のテキスト）に掲載されている Safety Inspection Checklist（安全チェックリスト）の一部および本文のなかから，子どものいのちにかかわるような，とくに重要な事項について紹介します．

　日本とアメリカという国柄の違い，そして保育所と一般の住宅という違いはありますが，「きちんと点検し，危険源となりうる要素を取り除いて

事故を防ぐために
資料編 p.140〜
日本工業規格 JIS Z 8050：2016 を参照

おく」という点では共通していますので，それぞれの園で「安全チェック
リスト」を作成するときの参考にしてください.

- **転倒・転落を防ぐために**
□すべての階段の登り口・降り口には進入・転落防止柵を設置する
□窓やベランダのドアは必要以上に開かないよう，ラッチ（掛金）を付ける
□床，とくに階段近くには，ものが落ちていることのないよう掃除をする
- **毒物による傷害を防ぐために**
□薬品や毒性のある液体，医薬品は，子どもの手の届かない戸棚にしまい，戸棚には鍵をかける
□観葉植物は子どもの手の届かないところに置く
- **やけどを防ぐために**
□使用していないコンセントには専用のカバーをかける
□マッチやライターは子どもから見えないところにしまう
□持ち運び可能な暖房器具は，子どもが触れられないところかつカーテンから離したところに置く
- **溺れを防ぐために**
□たとえ一瞬でも子どもを水のまわりでひとりにしない
□プールのまわりには柵をめぐらせ，柵に鍵をかける．また，プールにはふたをする
□浴室のドアはつねに閉めておき，高い位置に鍵を付ける
□バケツや洗面器のなかに水を張ったままにしない
□海や川，池などで遊ぶときはすべての子どもにライフジャケットを着せる
□プールなどで遊ぶときは，子どもたちを保育者が広げた腕の内側にいるようにさせる
- **のどに詰まる窒息を防ぐために**
□食品は，子どもの噛む力や飲み込む力に応じた大きさ，硬さにし，子どもが噛みやすいようにする
□食事中はきちんと座って食べさせる．食事中に歩く，走る，歌を歌う，びっくりさせる，興奮させる，といった行為は，思わず食品を吸い込んでのどに詰まらせる危険性があるので，させない
□丸い形状のものや粘りのある食品は，のどに詰まりやすいので与えない
　例）ぶどう，ポップコーン，ナッツ類，ソーセージ，ミニトマト，餅，白玉など
□おもちゃは子どもの口に入らない大きさのものだけにする
□手でつまめるような小さなものは，子どもの手の届かないところに置く
- **首が締まる窒息を防ぐために**
□子どもの服や寝具にはひもやフードがついていないものを選ぶ
□ブラインドのひもはつねに巻き上げておく
- **息ができなくなる窒息を防ぐために**
□ベビーベッドまたは乳児が寝るためのふとんの近くには，おもちゃや毛布，枕などを置かない
□おもちゃ箱や衣装ケースには，万一子どもが入り込んだ場合に窒息することを防ぐため，通気口を開けておく

第3章 ● 保育における健康および安全の管理　39

3 危機管理

A 日常の安全管理

　保育所にとって，感染症対策は非常に重要な問題ですが，元気な子どもたちの集団生活では，けがや事故の問題のほうが頻度も高く，また生命にかかわる危険性も高くなります．感染症対策などは全国ネットで情報を得ることができますが，安全対策に関しては今後どうすべきか検討がはじまったばかりです．

❶ 環境安全対策

●園内環境

　事故防止の観点から，保育所の建物，園庭など施設内のすべての環境について，施設のあらゆる職種および利用者（保護者）の目を通してチェックするようにしましょう．そのためには健康管理と同様に，組織的に対応できる「安全対策委員会」をつくり，定期的に確認作業を行います．

　また，委員会は，事故などが起こればすみやかに原因の究明を行い，その対応策を検討し，再発の防止に努めなければなりません．

●園外環境

　子どもたちは散歩に出かけたり，社会見学など施設外で活動したりすることもあります．子どもたちが利用するすべての環境について，保育保健的な立場からあらかじめチェックし，しっかりと安全が確認されてから，出かけるようにしましょう．

　保育所が地域から歓迎される施設となるために，子どもが出す騒音対策や保護者の送迎の混雑解消などにもできるだけ気を配る必要があります．

❷ 事故防止対策

　「けがは日常茶飯事，けがをしないと危険から身を守れるようになれない」という考え方にも一理ありますが，保護者から預かっている大切な子どもたちですので，可能な予防対策はしっかりとっておきましょう．

●ヒヤリ・ハット事例の集積と分析

　日常的にヒヤリ・ハットさせられることは多く起こっています．これらの事例をなるべくたくさん集め，どうすれば避けられたか，あるいはどうしても避けようがなかったかなどを分析してデータを集積しておきます．

ヒヤリ・ハット事例
　結果として事故（アクシデント）に至らなかったものの，事故になる可能性があった事例をさします．インシデントと同義語で使われることが多いようです．

また，ほかの施設で起こっている事故例について，自分の施設でも起こるかもしれないと考え，さまざまなシステムを利用して情報を蓄積し，事故を予防する対応を心がけたいものです．

起こった事故については，もちろん再発を防止しなければなりません．数か月ごとに定例の対策会議を開いて，事故の傾向や問題点を明確につかみ，再発防止のための具体策をつくり，実践しましょう．

● 職員および保護者の協力・連携

事故対策で最も大切なことは，日ごろの保育所と保護者（利用者）との信頼関係です．そのためにも，健康・安全委員会のなかに，すべての職種の職員の代表，また保護者の代表や有識者などで構成された安全対策委員会を設置し，そこで対策を検討して実施する体制が必要なのです．

> **COLUMN**
>
> **保育事故再発防止に向けた取組（内閣府）**
>
> 子ども・子育て新制度において，教育・保育施設等は，事故発生防止のための指針を整備することになり，2016 年「教育・保育施設等における事故防止及び事故発生時の対応のためのガイドライン」が作成されました．
>
> これは重大事故が発生しやすい場面ごとの注意事項や，事故発生時の具体的な対応方法などについて，技術的な助言が示されています．
>
> 各施設・事業者・地方自治体は，ガイドラインを参考に，実情に応じて具体的な指針等を作成し，教育・保育などを実施することが必要です．

教育・保育施設等における事故防止及び事故発生時の対応のためのガイドライン
資料編 p.126 参照

Ⓑ 危機管理

保育所における危機管理とはどのようなものを想定するのか，健康・安全委員会で十分議論を重ね，それぞれについての対応マニュアルを用意することが大切です．すぐにも対応しておくべきものをあげました．このほかにも各施設の状況に応じて，必要なものを検討するのがよいでしょう．

さまざまなマニュアルを作成しても，いざというときに適切に使用できなければ意味がありません．保育所の安全を守るためには，これらのマニュアルを管理する責任者を決め，安全対策委員が積極的に活動していくことが求められます．

❶ 健康管理における危機管理

● 感染症の大流行

感染症情報をチェックして，流行状況を確認します．感染症が大流行すれば，保育所単独での対応は不可能で，広域での対応が必要となります．また，保育所内での感染を広げないために，汚物・吐しゃ物の適正処理マ

緊急時の対応

アナフィラキシーが起こったときのエピペンの使用について，保護者などと話し合って職員全員が情報を共有し，いざというときに正しく使用できるように研修を行うなど，準備がとても重要です.

ニュアルなどがあると安心です.

● 園児の急激な全身状態の悪化

食物アレルギーの子どものアナフィラキシーショックや熱中症，けいれんが止まらないなど，急に全身状態が悪化した場合の緊急搬送体制マニュアルなどはすぐにも必要です.

● 食中毒の発生

嘱託医，保健所へ連絡し，適切な指示を受けましょう.

❷ 安全管理における危機管理 ....

● 重傷者の出る事故の発生

緊急搬送体制マニュアルに従います.

● 火事や災害の発生

災害対策マニュアルに従います.

● 不審者対策

長年，保育所は地域に開かれた施設として，園庭の開放や地域交流，育児支援など，地域の親子を受け入れてきましたが，新聞をにぎわす凶悪事件が発生するたびに防犯意識とその対応が求められるようになりました.

その結果，防犯カメラやオートロック錠の設置が進み，職員のみならず保護者の防犯意識も高まってきています.

保育所における不審者に対する訓練は，外部からの不審者の侵入，保育所周辺での発生を想定して行います. 訓練の実施には，地域警察署（生活安全課や地域課）の協力を得て行うことが，最も有効です.

- どのように侵入者の存在を知らせるか
  「ミツバチが入ってきました」など特定の暗号で放送します
- 子どもたちをどこに避難誘導するか
  侵入場所を暗号で知らせ，反対方向に誘導，または部屋の施錠を指示します
- 誰がどのように通報するか
  電話や通報ボタン，通報システムを使用します
- 不審者とどのように相対するか
  危険物を隠し持っていることを想定し，距離をとって身を守る用具を使って対応します

4 災害への備え

A 平常時の対策

　台風,地震などの自然災害や火災そのほかの人的災害を含めて,事前の対策と災害発生時の対応について,平常時から検討しておきましょう.

　日ごろから,防災訓練,避難訓練を実施し,それぞれの場面における対処法を身につけておくことは,おとなも子どもも大切です.

　保育所などでは定期的にこれらの訓練を行う必要があります.年間計画として,しっかり行いましょう.

- 災害予知・予測などについて,信頼できる情報を収集します.
- 園児,保護者,職員などの識別・確認方法を職員全員で確認します.
- 地域と連携し,地域の一員として役割を果たす準備・用意をしておきます.
- 災害対策マニュアルなどを整理し,役割分担や職員・保護者の連絡網などを確認しておきます(食糧や水の備蓄,非常時持出し品,引き渡しマニュアルなど).
- 災害発生時の状態を想定し,避難などの防災訓練を定期的に行います.

非常食の備蓄
「ローリングストック法」
　3年,5年といった長期保存可能の非常食(缶詰や乾パンなど)を準備しておくという考え方ではなく,ふだんの食料を備蓄し,食べたら買い足すという行為を繰り返すことで,日常生活で「食べ回しながら備蓄する」という方法が紹介されています(内閣府:防災情報のページ).

B 避難訓練

❶ 保育所の特性

　保育所における避難対策は,対象者に自立歩行がむずかしい0歳児・1歳児がいることを念頭に置く必要があります.国の職員配置基準では,保育士1人につき0歳児3人,または1歳児6人の対応をしなければなりません.そのため,いち早い避難には,複数の子どもたちを一度に避難誘導できるおんぶひもや避難車(避難バギー)の活用が有効です.また,厨房職員や事務職員など,クラス担任以外の職員との連携がより迅速な避難につながります.

表3-6　災害時の役割

責任者	班と役割		具体的な内容	担当部署
防災管理者（施設長）	通報連絡班	電話通報	消防署に通報	事務室
		連絡	保育所内の火災発生通報，避難指示	事務室
			関係官庁（市役所，区役所，警察など）	事務室
			保護者に避難場所と出迎え連絡	事務室
	避難誘導班	誘導	0歳児〜5歳児	担任
		救助	非常口を開放して避難者誘導	担任
			建物内に子どもが残っていないか，とくに便所，押し入れのなかなど点検する	主任
			3歳未満児・3歳以上児の避難	リーダー
		防火	戸締り，電気，ガスの元栓を切る	厨房
	消火班		消火器を操作し，初期消火にあたる	厨房
	救護班		救護用品を持ち出し，急患を救護する	健康管理委員会
	搬出班		重要書類，重要物品非常搬出	健康管理委員会

❷　役割分担

　施設長や主任など管理職を指示系統のトップに置き，避難誘導・補助，初期対応（消火，通報，けがの処置），残っている子どもがいないかの確認，保護者への連絡など，役割分担を明確にします．また，管理者不在時やクラス担任欠席時，園外散歩に出かけているクラスなど全職員がそろっていない場合も想定し，職員一人ひとりが避難のしかたや最終避難場所（合流地）を認識していることが必要です（**表3-6**）．

❸　地域との連携

　避難の事態が生じたとき，近隣住民の手助けが得られると心強い援助者となります．日ごろからのご近所とのお付き合いや面識，自治会との災害時連携協定などが有効です．逆に保育施設が地域の二次的避難場所となる場合も考えられます．そうなったときの対応も確認をしておきます．

災害発生時の対応

　地震や豪雨，豪雪など自然災害時の対応としては，保育所の位置している地域性を考慮して訓練を想定しなくてはなりません．地盤が軟弱かどうか，高台か低地か，河川や海岸の周辺か，崖や山に面しているか，郊外か街中かなど，保育所の場所によってその対応が異なるからです．また，防災意識を高め，継続させるためには，保護者を含めた引き渡し訓練の実施も必要です．

地域の防災情報
　自分の地域で，どんな災害が起きる可能性があるのか，避難場所はどこかなど，事前に調べておきましょう．国土交通省「ハザードマップポータルサイト」では，全国の災害リスクの情報を調べたり，自治体が作成したハザードマップを検索することができます．

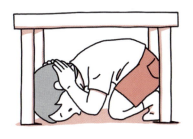
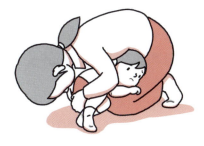

　　　ダンゴ虫のポーズ　　　　おとなのおなかに頭を入れて丸くなる

図 3-7　からだを守る姿勢

❶ 地　　震

　1993 年に発生した阪神淡路大震災で亡くなった人のうち，建物の倒壊と家具の落下によるものが 8 割以上でした．この事例から，保育所内でも家具の転倒防止策が重要であることが広く認識されています．大きな地震のときに身を守るためには，丈夫な机の下などにまず入って，頭を抱える姿勢になります．小さな子どもを守るには，おとなのおなかの下に子どもの頭を入れ，丸くなる姿勢がよいでしょう．子どもと一緒に練習するときには「ダンゴ虫になるよ」などといって姿勢を覚えさせます（図 3-7）．

　赤ちゃんを連れて逃げるときには，おんぶがおすすめです．抱っこでは自分の足もとが見えなくなり，転倒の危険性が高くなってしまうからです．

❷ 火　　災

　火災では，火が出る前に煙が出ます．まず，火災警報器が煙を感知して，警報が鳴り出します．大切なのは，火より煙が危険だということです．有毒な煙を吸い込まないように，口を袖などで押さえ，四つんばいになって逃げるとよいでしょう．煙は一度上昇して天井で広がり，しだいに重くなって下に降りてきます．最後まできれいな空気が残るのが床上 30 cm 程度ですから，低い姿勢が重要です．

❸ 東日本大震災に学ぶ

　2011 年 3 月 11 日，東日本大震災が起こりました．地震が発生し，過去にも津波経験が何度もある地域だったのですが，大津波による死者・行方不明者は 2 万人に迫る大惨事となりました．

　そんな状況のなか，釜石市の小中学生たちが自分のいのちと小さい子どもや高齢者のいのちを守りました．将来を担う子どもたちへの防災教育を

ライフラインの復旧の目安
①東日本大震災（2011.3）
震度 7
電気：1 週間
水道：3 週間
ガス：5 週間
②熊本地震（2016.4）
震度 6 強
電気：1 週間
水道：1 週間
ガス：2 週間
③鳥取地震（2016.10）
震度 6 弱
電気：翌日全復旧
水道：大きな被害なし
ガス：大きな被害なし
④大阪北部地震（2018.6）
震度 6 弱
電気：地震発生後 3 時間
水道：翌日未明に全復旧
ガス：4 日

実施していた群馬大学片田敏孝教授の教育を受けていたのです．自然の驚異は人間の予想をはるかに超えると理解し，避難3原則（想定にとらわれない，最善をつくす，率先避難者になる）を実践していのちをつなぎました．

後日まとめられた当日の保育所状況では，岩手県，宮城県，福島県の保育所722施設のうち，全半壊の保育所は78施設に上りました．

亡くなった園児は保育中3人で，3人とも引き渡しに手間取った同じ施設でした．そして引き渡し後に亡くなった園児は全体で111人とかなり多くなっています．家族より保育所職員のほうが園児のいのちを守っていたことが明らかになりました．

その理由は，保育所での毎月1回以上の防災訓練にありました．抜き打ちでの訓練も多く，保育所職員が毎回どう対応すべきかを考えてきたことが功を奏しました．

職員は，未曽有の震災と認識し，マニュアルに引きずられない最適な対処をしました．具体的には，揺れがおさまらない状況で避難，そろったクラスから避難，指定避難場所からさらに高台へ避難，沿岸部でのすばやい車避難などです．また，発生時間がお昼寝後だったことも，子どもたちの避難がうまくいった理由にあげられていました．

今回の震災についても，なぜ発生したか，どうすればいのちが助かったかを徹底検証することが非常に重要です．そして，いのちを守れた理由をまとめ，今後に活かしていくようにしたいものです．

子どもの不慮の事故も同じです．発生事故の検証が重要です．過去に起こった事故を徹底検証すれば，再発防止につなげることができるからです．

実際の災害時には，できるだけ落ち着いて，あわててパニックにならずに的確な行動がとれるよう，日ごろから防災訓練にしっかりと向き合い実施していきましょう．

閑上保育所の奇跡

3.11東日本大震災で，宮城県名取市閑上地区を大津波が襲いました．海岸より数百メートル，海抜0メートルに位置していた閑上保育所は，地震後すみやかに職員が園児たちをそれぞれの車に同乗させて避難し，難を逃れました．あとになって避難の際の車の使用は非難されたそうですが，時速数十kmの津波から園児たちを徒歩で避難させることはできないとの判断からでした．集合場所は，保育所より約2km離れた小学校．「小学校で会いましょう」の声とともに準備ができた職員から子どもたちを避難させたそうです．園児54人と職員10人は全員無事でした．

4

子どもの体調不良などに対する適切な対応

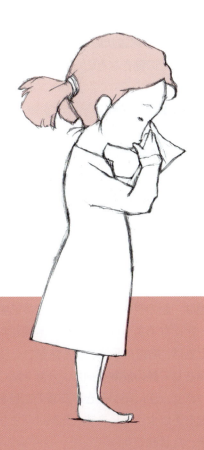

1 体調不良が発生した場合の対応

 A まず行うべき対応

保育中に体調不良やけがが発生したときは，子どもの状態の的確な把握と迅速な対応が求められます．そのために施設の状況に即したマニュアルを作成して職員に周知し，必要に応じて改訂していく必要があります．

急な症状やけがの発生時には，次の3点が重要になります．

● 経過表の記録

症状やけがが発生してからの時間的な変化を記録します．とくにけいれんや意識障害などでは，分単位でその状態を記録します．そのような状況では，子どもをケアする人とは別に記録する人がいるとよいでしょう．発症直後の症状経過の記録は，その後の医療機関受診時に役立ちます．

● 全身状態の確認

どのような症状やけがでも，まず全身状態を確認することが大切です．全身状態とは，意識状態（声かけや刺激への反応），元気，活気，表情，顔色，からだの動きなどの「体調」をさし，ふだんとどう違っているかを確認します．

● 隔離の必要性の判断

発熱や発しん，せき，また下痢や嘔吐などの場合は，感染症の可能性があり，子どもを隔離したほうがよい場合があります．家族内や地域の感染症流行状況を把握し，インフルエンザや水痘，麻しん，風しん，ノロウイルスなどの感染症が疑われるのであれば隔離します．判断に迷ったら隔離するようにします．

 B 発　熱

体温は，脳の視床下部にある体温調節中枢が基準となる温度を決め，つねに一定になるように働くことで維持されています．体温が基準温度より低いときは，筋肉を収縮させて熱をつくりだし（震え，悪寒(おかん)），皮膚の血管を収縮させて熱の放散を抑え，汗腺を閉じて汗を出さないことにより体温を上げます．逆に高いときは皮膚の血管を広げて熱を放散させ，汗を出して体温を下げようとします．発熱は何らかの原因でこの基準体温が上がってしまった状態です．

悪寒
ぞくぞくする寒け

原　因　　子どもで最も多い原因は感染症ですが，脳の機能が未熟なために高い外気温や着せすぎ，激しい運動などでも起こります．そのほか，頻度は低いですが，リウマチ性疾患や悪性腫瘍なども原因となります．

発熱・高熱　　子どもの正常体温は年齢によって異なり，幼いほど高い傾向があります．通常，37.5℃以上を発熱，38℃以上を高熱としていますが，年齢やふだんの平熱も考慮して判断します．

感染症による発熱　　体温を高めることによって病原体への抵抗力を増すというからだの防御反応の１つですので，むやみに下げる必要はありません．発熱に伴う不快感のために食事がとれない，眠れないなど，生活に支障がある場合は，熱を下げるようにします．

子どもの体温（腋窩温）
新生児　36.7〜37.5℃
乳　児　36.8〜37.3℃
幼　児　36.6〜37.3℃
学　童　36.5〜37.3℃

対　　応

> **こんなときは早めの受診を**
> • ぐったりしている
> • うとうとして声かけにあまり反応しない
> • 顔色が悪い
> • 発熱以外の症状（鼻汁，せき，嘔吐，下痢，発しんなど）がある

●**全身状態の観察**

ふだんとあまり変わらないぐらい元気があり，水分がとれていれば，緊急を要するような状態ではありません．

●**隔離の判断**

流行性の感染症が周囲で流行している場合は，ほかの子どもと接触しないように別の部屋などに移して対応します．

●**緊急を要しないときの対応**

① 安　静

　発熱時の一般的なケアとして安静を守らせます．

② 水分補給

　発熱時は皮膚や呼気からの水分の蒸発（不感蒸泄）が増加します．吐き気がなければ，お茶やイオン飲料（経口補水液）を少しずつこまめに与えます．尿量がふだんより減ったり，色が濃かったり，においが強いときは脱水症が進んでいるので，より多くの水分摂取が必要になります（表4-1）．

水分の蒸発（不感蒸泄）
体温が１℃上がるごとに約15%増えます．

経口補水液
市販品ではOS-1（大塚製薬工場），アクアライトORS（和光堂）などがあります．
自分でつくる場合は，水１Lに対して，砂糖40g（大さじ４杯半），塩３g（小さじ半杯）を溶かします．

表4-1　必要水分量の目安（1日，体重1kgあたり）

	乳　児	幼　児	学　童	成　人
必要水分量（mL）	120〜150	90〜120	50〜90	40〜70

第４章 ● 子どもの体調不良などに対する適切な対応　　49

③ 衣服・寝具の調節

　熱の上がり際に手が冷たくなって悪寒や戦慄（せんりつ）を訴える場合は，衣服や寝具，湯たんぽ，電気毛布などで保温します．熱が上がりきって暑がるときは薄着にして涼しくします．

④ 保護者のお迎えまでの時間

　1時間ごとに検温します．水分補給をうながし，吐き気がなければ本人が飲みたいだけ与えてかまいません．汗をかいたらよく拭き，着替えさせます．

⑤ 微熱のとき

　水分補給をして安静に過ごし，30分ほど様子をみてから再検温します．

⑥ 高熱のとき

　嫌がらなければ首の付け根，わきの下，足の付け根を氷まくら，氷のう，冷却シートなどで冷やします．冷却シートは粘着剤によって皮膚がかぶれることがあるので注意が必要です．

⑦ 薬剤の使用

　保育施設では，原則として解熱剤は使用しません．熱性けいれん予防のために医師から投薬を指示されている場合は，あらかじめ保護者から与薬依頼票を提出してもらい，使用時には保護者に連絡のあと，指示どおりに行います（表4-2）．

> **戦慄**
> からだの小刻みな震え．筋肉が収縮することにより起こります．

表4-2　与薬に関する留意点（平成30年保育所保育指針より）

　保育所において子どもに薬（座薬等を含む）を与える場合は，医師の診断及び指示による薬に限定する．その際は，保護者に医師名，薬の種類，服用方法等を具体的に記載した与薬依頼票を持参させることが必須である．

　保護者から預かった薬については，他の子どもが誤って服用することのないように施錠のできる場所に保管するなど，管理を徹底しなくてはならない．

　また，与薬に当たっては，複数の保育士等で，対象児を確認し，重複与薬や与薬量の確認，与薬忘れ等の誤りがないようにする必要がある．与薬後には，子どもの観察を十分に行う．

せ き

　せきは，のどから肺にかけての気道内にある異物や異常な分泌物を排除しようとする生理的な防御反応です．また冷たい空気やアレルギー反応によって気道の粘膜が刺激されて出ることもあります．

　原因　子どものせきの原因としては，感冒，気管支炎，クループ症候群（急性喉頭炎）や肺炎などの感染症，気管支喘息，気道異物などが多くみられます．

対　応

こんなときは早めの受診を
- ぐったりしている，意識がもうろうとしている
- 高熱がある，食欲がない
- 機嫌が悪い，眠れない
- 急にせきがはじまった場合（異物を吸い込んだ可能性）
- 顔色が悪く，呼吸が苦しそうな場合

●隔離の判断

　周囲に感染症（RS ウイルス感染症，インフルエンザなど）の流行がないかを確認し，その可能性があれば子どもを隔離します．

●食物アレルギーの確認

　誤食の可能性がある場合はすみやかに対応します．食物アレルギー，アナフィラキシーの項（p.61）を参照してください．

●せきの状況の観察

① 乾いたせきか湿ったせきか

　　たんの量でせきの音や様子が異なります．乾いたせきは，たんが出ないもしくは少ない状況で，のど付近からのせき（クループ症候群など）でよく聞かれます．湿ったせきは，たんが多い場合で，気管支炎，肺炎や気管支喘息などで聞かれます．

② 発症のしかた

　　少しずつ症状が重くなっている場合は，おもに疾病によるものである一方，急にはじまったせきは異物（食べものやおもちゃの部品など）を吸い込んだ可能性もあり，緊急を要します．

③ 時間帯

　　咳反射は，夜にふとんのなかでからだが温まると起きやすくなります．とくに明け方にひどくなるのは気管支喘息や慢性副鼻腔炎の場合があります．

④ 運動との関係

　　運動によって悪化するせきは，運動誘発喘息の場合があります．

⑤ 呼吸困難の有無

　　苦しいと訴える，苦しそうな表情，声が出せない，顔色が白っぽい・青い，肩で息をしている，横になるよりからだを起こしているほうが楽などの症状があるときは，緊急の対応が必要です．

●緊急を要しないせきの対応

① 楽な姿勢をとらせ，安静を保ちます．
② 水分を少量ずつ飲ませます．

③ 室内の加湿と定期的な換気をします．
④ 気管支喘息などの慢性疾患をもっている場合は，早めに保護者に連絡し，あらかじめ取り決めてある処置を行います．

 ## D 嘔吐

子どもは脳の嘔吐中枢が未熟であること，胃から食道への逆流が起こりやすいこと，神経系の興奮性が高いことなどから頻繁に嘔吐します．嘔吐の原因は消化器系疾患が多いですが，それ以外の疾病でも嘔吐がみられることがあります（表4-3）．

表4-3 嘔吐をきたすおもな疾患

年齢	消化器系疾患	消化器系以外の疾患
新生児	先天的な消化管の閉鎖・狭窄，腸回転異常症，先天性肥厚性幽門狭窄症	初期嘔吐症（機能性嘔吐），溢乳，髄膜炎，肺炎，敗血症，尿路感染症，頭蓋内出血
乳児	食事過多，感染性胃腸炎，胃食道逆流症，腸重積症，腸閉塞，そけいヘルニア	急性上気道炎，急性中耳炎，尿路感染症，髄膜炎，脳炎，便秘，ミルクアレルギー
幼児・学童	感染性胃腸炎，消化性潰瘍，虫垂炎，腹膜炎，上腸間膜症候群，IgA血管炎，	急性上気道炎，心因性嘔吐，アセトン血性嘔吐症，起立性調節障害，髄膜炎，脳炎，脳腫瘍

対応

> **こんなときは早めの受診を**
> - 吐き気が強く，水分を受けつけない
> - 嘔吐が何回も続いている
> - 嘔吐物に血液が混ざっている
> - 強い腹痛を訴えている
> - 下痢や血便を伴っている
> - 目が落ちくぼんでいる
> - 皮膚が冷たく白っぽい
> - うとうとしてあまり泣かず，起こしてもすぐに眠ってしまう

●緊急を要しないときの嘔吐の対応
① 声かけをして安心させます．
② 嘔吐物で窒息しないように，顔やからだを横向きにして寝かせます．
③ 嘔吐後は冷たい水でうがいさせて口のなかを洗います．
④ 嘔吐後1時間以上経ち，吐き気を訴えなければ，経口補水液などの水分を与えます．ミルクや果汁はしっかり回復するまでは控えます．
⑤ 嘔吐の原因がノロウイルス，ロタウイルスなどによるウイルス性胃

経口補水液
本章 P.49 参照

腸炎の場合は，嘔吐物に大量のウイルスが含まれています．施設内での感染を防止するため，決められた処理方法に従って適切に処理します．

下　痢

乳幼児の便は，通常でもおとなより軟らかく，下痢かどうか判断がむずかしいことがあります．ふだんの便の性状を，保護者からよく聞き取っておきましょう．

原因　子どもの下痢の多くは，消化管の感染症が原因で起こります．嘔吐や発熱を伴うこともあり，全身の状態を把握して対応します．とくに，おもに冬期に流行するノロウイルスやロタウイルスによるウイルス性胃腸炎は，激しい下痢によって急速に脱水を起こしやすく，また非常に感染力が強いため集団発生しやすいので，注意が必要です．

保育所での対応は，子どもの脱水予防と，ほかの子どもや職員への感染防止が中心になります．

対　応

> **こんなときは早めの受診を**
> - 尿量が減っている，または半日出ていない
>   （おむつの取れていない乳幼児では下痢便と尿の区別がむずかしい）
> - 経口補水液を飲ませようとしても，水分を受けつけない
> - 目が落ちくぼみ，皮膚の張り（ツルゴール）が低下している
> - 血便が出ている（細菌性腸炎や感染症以外の疾病の可能性）
> - ぐったりしていて，起こしてもまた眠ってしまう

●緊急を要しないときの対応
① 嘔吐がなければ，経口補水液を少量ずつこまめに与えます．
② 母乳やミルクを欲しがるときは，薄めて与える必要はありません．
③ 便の処理は感染予防の手順を守って行います．
④ トイレを使う場合は，便が飛び散るのを防ぐため，できるだけ洗浄便座は用いずに排便処理をし，使用後に次亜塩素酸ナトリウム溶液を用いて便器や周辺の水道栓，ドアノブなどを消毒します．
⑤ 汚れた衣服類は，ビニール袋に入れて密閉した状態で持ち帰ってもらいます．家族内感染を防ぐために，家での洗濯・消毒についても指導する必要があります．

ツルゴール（皮膚の緊張・張り）の低下

皮膚を軽くつまんで引っ張り上げ，もとに戻るときの状態で判断します．おなかの皮膚でみることが多く，通常は2秒以内にもとの平らな状態に戻りますが，脱水が進むとそれが遅れたり，つまんだままの状態が残ったりするようになります．

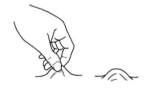

第4章　●　子どもの体調不良などに対する適切な対応

F 腹 痛

腹痛は子どもの消化器症状として頻度の高い症状です.

原 因　　多岐にわたります. 緊急を要する症状・状況をしっかり見きわめましょう（**表4-4**）.

幼い子どもでは腹痛の訴えができないため, 不機嫌として表現されることがあります. また, ほかの部位の痛みやからだのだるさなどを「おなか痛い」ということもあります. 全身を注意深く観察する必要があります.

表4-4　子どもの腹痛のおもな原因

年齢	緊急を要する疾患	緊急を要しない疾患
乳　児	腸重積, そけいヘルニアかんとん	急性胃腸炎, 便秘, 急性中耳炎, ミルクアレルギー
幼　児	急性虫垂炎, 腹膜炎, 腸閉塞, 腸捻転, 腸重積, 消化管穿孔	便秘, 過食, 急性胃腸炎, 急性上気道炎, 急性中耳炎, 腎盂腎炎, 気管支喘息, IgA血管炎（血管性紫斑病）, 腸間膜リンパ節炎, 急性胆嚢炎
学　童	急性虫垂炎, 腹膜炎, 腸閉塞, 腸捻転, 急性膵炎, 精巣捻転, 腹部外傷	便秘, 急性胃腸炎, 胆石, 胆のう炎, 胃十二指腸潰瘍, IgA血管炎（血管性紫斑病）, 腸間膜リンパ節炎, 尿路結石症, 心因性腹痛, 起立性調節障害, 周期性嘔吐症, 月経痛, 過敏性腸症候群, 炎症性腸疾患（潰瘍性大腸炎, クローン病）, 憩室炎

対　応

> **こんなときは早めの受診を**
> - 激しい痛みが持続している, または痛みがだんだん強くなる
> - 高熱が出ている
> - 嘔吐や下痢を伴っている
> - 血便がみられる
> - 発しんや関節痛を伴っている
> - 元気がなくボーッとしている

● **緊急を要しないときの対応**

① 元気があれば, 食べものの摂取を控え, 楽な姿勢で休ませます.

② 排便がなければ, おなかをさすったりトイレに座らせたりして排便をうながします（家では浣腸をして便の状態を見てもよいです）.

③ 判断がつかない場合は嘱託医に相談して指示をあおぎます.

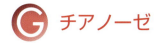 チアノーゼ

　皮膚や粘膜が青紫色になることをチアノーゼといい，血液中の酸素が欠乏した状態を示しています．表4-5におもな原因をあげます．

表4-5　チアノーゼのおもな原因

症　状	原　　　　因
呼吸障害	けいれんに伴う無呼吸，重症肺炎，重症気管支喘息，気道の異物やクループ（喉頭炎）による窒息，神経や筋疾患による無呼吸など
血液循環異常	チアノーゼ性先天性心疾患（ファロー四徴症，完全大血管転位症など），先天性肺血管異常や動脈血栓症など
血液の異常	一酸化炭素中毒の頻度が高い．まれに先天性ヘモグロビン異常症など

対　応

すぐに受診しましょう
　先天性心疾患などでふだんからチアノーゼがみられる子ども以外では，チアノーゼが出現したときは緊急事態です．すぐに救急車を呼ぶ必要があります．
　また，窒息が疑われる場合（異物誤飲など）は応急処置を行います（p.57，窒息の項を参照）．

 発しん

　発しんには，いくつか種類があります（表4-6）．皮膚の病気の場合と全身の病気の症状の1つである場合があります．

表4-6　発しんの種類

名　称	発しんの状態
紅斑（こうはん）	赤く平らな発しんで圧迫すると一瞬消えるもの
紫斑（しはん）	紫色で押さえても薄くならないまだら状の皮下出血
丘疹（きゅうしん）	直径1cm以下の皮膚の盛り上がり
水疱（すいほう）	中に水分がたまった盛り上がり
膿疱（のうほう）	中に膿をもった盛り上がり
結節（けっせつ）	直径1cm以上の硬い皮膚の盛り上がり
じんましん	かゆみを伴う平らな隆起

対　　応

> **こんなときは早めの受診を**
> • 食後に紅斑やじんましんが出現した場合（食物アレルギーの可能性）
> • せきや喘鳴，嘔吐・腹痛など，ほかの症状が出ている（p.61，食物アレルギー，アナフィラキシーの項を参照）

●緊急を要しないときの対応

① 登園前から発しんが出ている場合は，保護者にあらかじめ医療機関を受診してもらい，感染症でないことを確認しておきます．

② 保育中に発しんが出た場合，発熱や鼻汁，せきなどを伴っているときは感染症が疑われるため，ほかの子どもとの接触を避けて，受診をすすめます．

③ 予防接種歴，感染症罹患歴を確認します．麻しん，風しん，水痘（水ぼうそう）を否定できないときは別室に隔離し，受診をすすめます．

④ 食べものの摂取とは関係なくじんましんが出た場合，まず安静にさせ，かゆみが強いときは冷たいタオルなどで皮膚を冷やします．全身に広がったり，喘鳴や嘔吐，下痢などを伴ったりしたときは，保護者に連絡して受診をすすめます．

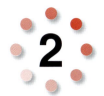

2 緊急を要する状況への対処方法

窒息（気道異物）

原　因　子どもの窒息の原因となる気道異物には，飴玉，ピーナッツ，ミニトマト，ぶどう，キャラメルといった食品のほか，ゴム風船，スーパーボール，ビニールの包装紙など，身のまわりの小さなおもちゃや生活雑貨が多くみられます．乳児では自分の嘔吐物や衣類，寝具類でも起こります．

発　見　まず窒息に気づくことが重要です．親指と人差し指でのどをつかむようなしぐさは，世界共通の「チョーク（窒息）サイン」とよばれています（図4-1）．これに気づいたら，すぐに人を呼んで119番通報とAEDの用意をしてもらい，自分はすぐに処置に入ります．

気道異物の除去は，呼びかけたときの反応によって対応が分かれます．

AED
Automated External Defibrillator
自動体外式除細動器
使い方はp.69参照

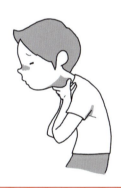

図4-1　チョークサイン（窒息のサイン）

対　応

●反応がある場合の対応

　まず強制的にせきをしてもらいます．うまくできない場合，ただちに異物除去を試みます．

　異物除去法には腹部突き上げ法（乳児では胸部突き上げ法）と背部叩打法があります．まず腹部（胸部）突き上げ法を行い，効果がなければ背部叩打法を試みます（図4-2～4）．異物が取れるか意識がなくなるまで両者を交互に行います．腹部突き上げ法は，妊婦，乳児に行ってはいけません．

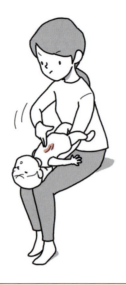

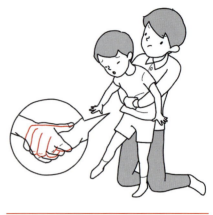

図 4-3 腹部突き上げ法（幼児）
①「おなかを押してすぐに取ってあげるね」と声をかけて安心させます．
②子どもの背部に回り，片手で握りこぶしをつくっておなかに回し，親指をへそとみぞおちの中間あたりに当てます．
③もう一方の手を反対側から回して握りこぶしの上に当て，両手をすばやく手前上方に向かって突き上げます
④1回で異物が取れない場合は5回まで繰り返します．

図 4-2 胸部突き上げ法（乳児）
①救助者の片腕の上に子どもをあおむけに乗せ，手のひらで後頭部を支えて頭部を低くします．
②もう一方の手の指2本で，胸の真ん中を強く連続して数回圧迫します．心肺蘇生法の胸骨圧迫と同じです．

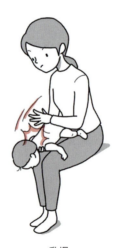

乳児

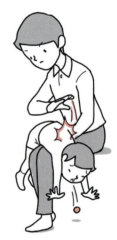

幼児以降

図 4-4 背部叩打法
①救助者は椅子に座り，子どもをその上にうつぶせに寝かせます．乳児では足を手前に，頭を前方にして縦方向に寝かせ，下に自分の片腕を入れて指で下あごを支えます．年長児では横方向に寝かせます．
②上半身がやや低くなるような姿勢にして，手の付け根で両側の肩甲骨の間を4～5回，すばやくたたきます．

● 反応がない場合の対応

　心肺蘇生法を行います．p.65の手順を参照して下さい．

Ⓑ けいれん

　小児期のけいれんは，頻度が比較的高く，保育所でも遭遇することのある症状の1つです．けいれんは発作的に起こる筋肉の急激な収縮で，「ひきつけ」や「発作」ともよばれます．また意識障害，姿勢の異常，眼球が上を向く，呼吸困難などを伴うことも多くみられます．

　原因　多岐にわたりますが，子どもにみられるけいれんの大部分は，熱性けいれんとてんかんです．熱性けいれんは，けいれんを抑える脳の機能が未熟なため，熱の刺激によって起こるけいれんで，脳自体の病気ではありません．てんかんは何らかの原因で脳に傷ができ，そこから異常な放電が起こるために起こります．

対　応 ┈┈┈┈┈┈┈┈┈┈┈┈┈┈┈┈┈┈┈┈┈┈┈┈┈┈┈┈

> **すぐに受診しましょう**
> 　けいれんが5〜10分以上続く場合は，救急車を要請します．けいれん発作を繰り返して，その間も意識が回復しない状態が30分以上続くけいれん重積状態は，後遺症を残すこともあるので，早めの対応が必要です．

●発作が起きたときの対応

① まず落ち着きます．短時間（5分程度）のけいれんだけで，ただちに生命にかかわることはありません．

② ただちに周囲に知らせて，応援を呼び，救急車を要請します．

③ 安全な広いスペースに移し，床に直接寝かせます．移動のために抱えることをためらう必要はありません．

④ 首まわりを中心に衣服をゆるめ，頭または身体全体を横向きにして顔が横に向くようにします．けいれんが起きたときには嘔吐することが多く，それを誤嚥しないようにするためです．

⑤ 気道を確保する目的で，頭を少し後ろに反らせます．

⑥ 救急車が来るまで，観察を続けます．

⑦ 観察項目は，けいれんがはじまった時刻，けいれんの部位（とくに左右差の有無），意識の有無（呼びかけに反応するか），眼球の状態，呼吸の状態，けいれんが止まった時刻などです．これらはのちに医療機関での診断や治療に役立ちます．

⑧ もし呼吸をしていなければ，ただちに心肺蘇生を行います．p.65の心肺蘇生法の手順を参照してください．

⑨ 救急隊に引き継ぎます．

けいれん
　持続的に筋肉がこわばる「強直性けいれん」と，収縮と弛緩（ゆるんで伸びる）を短時間で繰り返す「間代性けいれん」があります．前者では手足が硬くつっぱり，後者ではガクガクと手足の屈伸を繰り返します．両者が一緒に起こることもあります．

誤嚥
　食道に入るべきものが，誤って気管や肺に入ること．

第4章 ● 子どもの体調不良などに対する適切な対応　59

落ち着いて対応しましょう
　熱性けいれんであれば，救急隊が到着する前に発作がおさまることが多いです．

●してはいけないNG対応
① 口のなかに指を入れる
　指を噛まれて思わぬけがをすることがあります．
② 口のなかにもの（タオル，ハンカチ，割り箸など）を入れる
　嘔吐物の誤嚥や口のなかのけがの原因となることがあります．
③ からだを強く揺さぶったり押さえつけたりする
　けいれんの刺激になります．
④ けいれんがおさまり意識が戻ってすぐに，薬や水分を与える
　嘔吐や誤嚥の危険があります．

意識障害，失神

　外部からの刺激に正常な反応ができない状態を意識障害といい，意識の消失が短時間で回復するものを失神といいます．

　原　因　発熱や下痢・嘔吐，熱中症などによる脱水症，熱性けいれん，てんかんなどによる意識障害が多く，ほかに低血糖症，自律神経失調症による脳貧血（失神），不整脈，脳炎・髄膜炎や脳卒中がまれにみられます．子どもの意識障害は気づかれにくい場合もありますが，次のような症状があれば意識障害を疑います．

●意識障害の症状
① 乳児の症状
　・あやしても笑わない，声を出さない
　・声をかけても視線が合わない
　・好きな飲みものを見せても欲しがらない
② 学童の症状
　・呼びかけても目を開けない
　・話している内容のつじつまが合わない
　・痛み刺激に対して，嫌がったり払いのけようとしたりしない

対　応

> **すぐに受診しましょう**
> 　子どもが意識障害を起こしたら，すぐに救急車を呼んで病院へ搬送するようにします．たとえ一時的な失神であっても，必ず医師の診察を受けて原因を調べてもらうようにすすめます．

Ⓓ 食物アレルギー，アナフィラキシー

　特定の食物を食べたり，触ったり，吸い込んだりしたあと，何らかの症状が現れた場合に，食物アレルギーを疑います．

　原　因　食物では，鶏卵，乳製品，小麦，ピーナッツ，そば，魚卵，大豆製品，ごま，甲殻類（えび，かに），果物（キウイ，バナナなど）などが多くなっています．

　症　状　皮膚・粘膜（発しんやかゆみなど），消化器（嘔吐など），呼吸器（せき，喘鳴など）が多くみられます．複数の臓器に症状が出る状態をアナフィラキシーとよび，さらに全身の血液の循環が悪くなって血圧低下，意識障害などを起こす状態をアナフィラキシーショックといいます．

●アナフィラキシーショックの症状

① 全身の症状

- ぐったりしている
- 意識がもうろうとしている
- 顔色や爪が青白い
- 失禁する
- 脈が触れにくかったり不規則になったりしている

② 呼吸器の症状

- 声がかすれる
- 犬が吠えるようなせきをする
- ゼーゼーしている（喘鳴がある）
- チョーク（窒息）サインが出ている（p.57 参照）
- 強いせき込みが続いている

③ 消化器の症状

- 繰り返し吐き続ける
- のたうちまわっておなかを痛がる

対　応

> **すぐに受診しましょう**
> 　アナフィラキシーショックの症状が１つでもあれば救急車を要請し，エピペン®を預かっている場合は，すぐに使用します．エピペン®がない場合は，子どもの観察を続けながら救急車を待ちます．

●アレルギー症状が出た場合の対応

　緊急用常備薬（抗ヒスタミン薬やステロイド薬など）がない場合や，はじめてアレルギー症状を起こした場合はすぐに医療機関を受診させます．

第４章 ● 子どもの体調不良などに対する適切な対応　61

医療機関から処方されている緊急用常備薬を預かっている場合は，それを服用させます．その後，安静にして観察します．

> **COLUMN　エピペン®について**
> 　アナフィラキシーを起こした子どもや，起こす危険のある子どもに対して，主治医が処方するアナフィラキシー補助治療薬であり，アドレナリンの自己注射薬です．医師の治療を受けるまでのあいだ，アナフィラキシーの進行を一時的にやわらげ，ショックを防ぐために用いられます．
> 　エピペン®の使い方については販売している製薬会社のホームページ（https://www.epipen.jp/top.html）に記載がありますので，一度目を通しておくと緊急時に役立ちます．

 ## ショック

　ショックとは，重要な臓器に血液が十分に運ばれなくなって酸素の供給量が減少し，細胞の代謝障害や臓器障害など，生命の危機が引き起こされた急性の状態をさします．病態別に 4 つに分類されています（表 4-7）．

表 4-7　ショックの分類

分類名	原因
循環血液量減少性ショック	出血，脱水，熱傷，腹膜炎など
血液分布異常性ショック	アナフィラキシー，脊髄損傷，敗血症など
心原性ショック	心筋梗塞，心筋炎，不整脈，心筋症など
心外閉塞・拘束性ショック	肺塞栓，緊張性気胸，心タンポナーデなど

対応

すぐに受診しましょう
　次の症状が 1 つでもみられたら，応急処置をしながらただちに救急車を呼びます．
- 唇が白っぽいか紫色（チアノーゼ）となっている
- 皮膚が青白く，冷たい
- 目がうつろで，呼びかけに反応が弱い
- 冷汗が出ている
- 呼吸が速く，浅い
- 脈が弱いか触れない
- からだが小刻みに震える

●ショック時の応急処置
　① 子どもを水平に寝かせます．

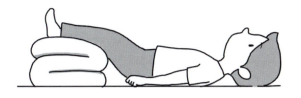
図 4-5　ショック時の体位

② 両足の下に座ぶとんなどを入れて 15〜30 cm ぐらい高く上げます（図 4-5）．
③ 衣服をゆるめます．
④ 毛布などをかけてからだを保温します．
⑤ 声をかけて元気づけながら，意識状態や呼吸状態を観察します．

3 救命手当および救急蘇生法

A 救命手当の基本対応

　傷病者のいのちを救い，社会復帰させるために必要な一連の行動を，つながった鎖に見立てて「救命の連鎖」とよびます（figure 4-6）．救命の連鎖は「心停止の予防」「心停止の早期認識と通報」「一次救命処置」「二次救命処置と心拍再開後の集中治療」の4つの輪で成り立っていて，これらが途切れることなくすみやかにつながることで救命効果が高まります．

　救命の連鎖の2つめ「心停止の早期認識と通報」，3つめ「一次救命処置」の輪は，救急車が到着する前に，その場に居合わせた人が迅速に対応することにより，それが行われなかったときと比べて生存率や社会復帰率が高くなることがわかっています．

● 1つめの輪　「心停止の予防」

　子どもの突然死のおもな原因は，転倒・転落，窒息，交通事故や溺水などの事故であり，その予防がとても重要です．ふだんの生活のなかで事故を起こさないような取り組みが必要になります．

● 2つめの輪　「心停止の早期認識と通報」

　突然倒れた人や反応のない人をみたら，すぐに心停止を疑うことが重要です．その可能性があれば大声で応援を呼び，119番通報とAEDの手配を依頼します．

● 3つめの輪　「一次救命処置」

　停止した心臓と呼吸の働きを心肺蘇生法やAEDによって助けます．脳

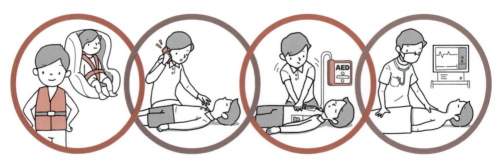

心停止の予防　　早期認識と通報　　一次救命処置　　二次救命処置と心拍再開後の集中治療

図4-6　救命の連鎖

は心臓が止まると 15 秒以内に意識がなくなり，3〜4 分以上その状態が続くと回復が困難になります．心停止のあいだ，心肺蘇生法によって脳や心臓に血液を送り続けることが，心臓の動きが戻ったあとに後遺症を残さないために重要です．

● 4 つめの輪 「二次救命処置と心拍再開後の集中治療」

救急救命士や医師が，薬剤や医療器具を使用することで心臓の動きを再開させ，その後専門家による集中治療によって社会復帰をめざします．

 心肺蘇生法の手順

❶ 一次救命処置

呼吸や心臓が停止（心肺停止）した人を救命するために行う，心肺蘇生法や AED を用いた除細動，また気道異物の除去などを一次救命処置といいます．

心肺停止を起こすと，直後から脳への酸素供給が止まり，短時間で回復不可能な脳障害を起こします．心停止して 2 分以内に心肺蘇生が行われた場合の救命率は 90％前後ですが，3 分では 50％，5 分では 10％程度に低下します．したがって一刻も早く脳への血流を回復させる必要があり，救急車を待つのではなく，その場に居合わせた人がまず一次救命処置を行うことが重要になります．

❷ 一次救命処置の実際

一次救命処置は，心肺停止を起こした人に対して，特殊な器具や薬を用いずに行う救命処置です．胸骨圧迫（心臓マッサージ）と人工呼吸からなる心肺蘇生法（CPR）と AED 使用をおもな内容としています．

ここでは厚生労働省「救急蘇生法の指針 2015（市民用）」改訂 5 版にそって順に解説します（**図 4-7**）．

子どもが倒れるのを目撃したり，倒れている子どもを発見したときの手順です．

● 安全確認（図 4-7 の 1）

周囲を見まわして，車は来ないか，落下してくるものはないか，危険物はないかなどを確認します．もしそれらの危険があれば，自分の安全を確保したうえで，子どもを抱きかかえて安全な場所に移動させます．

● 反応の確認（図 4-7 の 2，3）

① 肩や足の裏などを軽くたたきながら「大丈夫ですか」「わかりますか」などと大声で呼びかけます．何も反応がなければ「反応なし」とみなします．

心肺蘇生法
CPR
cardiopulmonary resuscitation

除細動
心臓に電気ショックを与えて，正常な状態に戻すための処置．

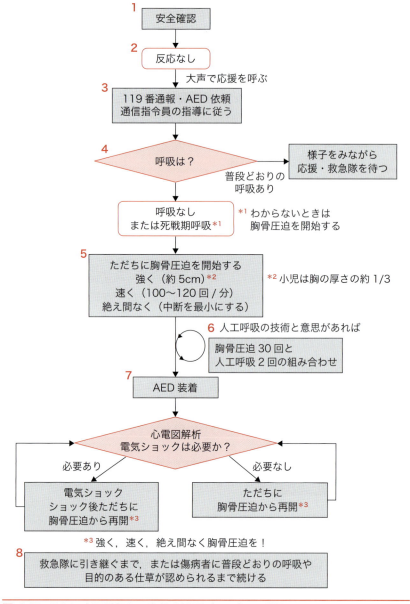

図 4-7　おもに市民が行う一次救命処置（BLS）の手順

(一般社団法人 日本蘇生協議会：JRC 蘇生ガイドライン 2015, p.49, 2016)

② その場で「誰か来てください」「誰かお願いします」などと大声で叫んで人を呼びます．

③ 集まった人に「あなたは救急車（119番）を呼んでください」「あなたは AED を持ってきてください」と具体的に 2 つの指示を出し，自分は処置をはじめます．

④ まわりに人がいない場合は，まず 119 番通報して「○○（施設・場所名）で子どもが心停止です」と伝えたあとに心肺蘇生をはじめます．

●呼吸の確認と心停止の判断（図4-7の4）
① 10秒以内で胸とおなかの動きを観察し，動きがなければ「呼吸なし」と判断し，ただちに胸骨圧迫（心臓マッサージ）を開始します．
② 心停止直後には不規則にしゃくり上げるような「死戦期呼吸」がみられることがありますが，それは「呼吸なし」すなわち心停止と判断し，迷わず胸骨圧迫をはじめます．

●胸骨圧迫（図4-7の5）
① 子どもをあおむけに寝かせ，救助者は子どもの胸の横にひざまずきます．
② 胸の上下・左右の真ん中を圧迫します．これは胸の左右の中央にある胸骨の下半分に相当します（図4-8左，中）．
③ 圧迫部位に一方の手のひらの付け根の部分（手掌基部，図4-8右）を当て，もう一方の手をその上から重ねて置きます．両手の指を組んでもよいです．
④ 圧迫は手掌基部だけに力が加わるようにします．
⑤ 子どものからだに対して垂直に力が加わるように両ひじをまっすぐに伸ばし，圧迫部位（自分の手のひら）の真上に肩がくるようにします（図4-9左）．
⑥ 圧迫の深さは，子どもでは胸の厚さの約1/3，おとなでは5cm程度沈み込むように強く，1分間に100〜120回のテンポで，毎回押し込むようにリズミカルに圧迫します．可能なかぎり中断せずに継続します．
⑦ からだの小さな子どもでは，片手で圧迫してもかまいません
⑧ 乳児に対しては，胸の中心線上で両側の乳頭を結んだ線の下側を，人差し指と中指をそろえて圧迫します（図4-9中，右）．テンポ，深さは年長児と同じです．乳児の心停止は呼吸不全が原因となる場合が多く，できるかぎり人工呼吸を組み合わせた心肺蘇生を行うことが望ましいと考えられています．

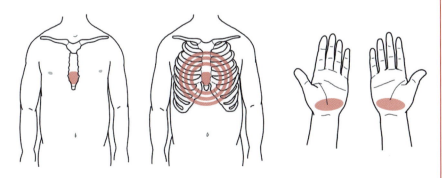

図4-8　胸骨圧迫を行う部位と手の部位

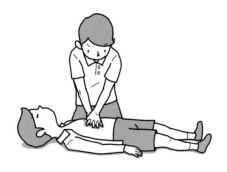 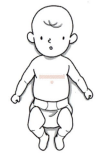 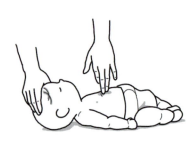

図 4-9　胸骨圧迫の体勢

⑨ 圧迫をゆるめるときは，胸が完全にもとの高さに戻るように，圧迫と圧迫のあいだに胸に力がかからないようにすることがすすめられます．圧迫位置がずれないように手は胸から離さないようにします．
⑩ 胸骨圧迫を続けると疲労のためにその質が低下します．1〜2分ごとを目安に複数の救助者で交代しながら継続します．交代時の中断は最小限にします．
⑪ 心停止かどうかの判断に迷ったり，胸骨圧迫のやり方などがわからない場合は，119番通報した際に電話を切らずに指示をあおいでください．

●**人工呼吸（図 4-7 の 6）**

　子どもの心停止は，呼吸停止が先に起こっている場合が多いため，胸骨圧迫と同時に人工呼吸を行うことが望ましいとされています．
　救助者が 1 人しかいない場合は，胸骨圧迫 30 回に対して人工呼吸 2 回，2 人以上いる場合は，胸骨圧迫 15 回に人工呼吸 2 回を行います．
　① 気道の確保
　　頭部後屈・あご先挙上法（図 4-10）により，空気の通り道を確保します．

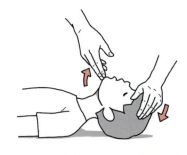

図 4-10　頭部後屈・あご先挙上法
片手を額に当て，もう一方の手の人さし指と中指の2本をあご先（おとがい部）に当てて持ち上げます．

- 頭頸部にけがをしている可能性がある場合は，頭部を固定して下顎挙上法を行います．

② 人工呼吸の方法（口対口人工呼吸）
- 子どもの額に当てた手の親指と人さし指で子どもの鼻をつまみ，大きく息を吸ってからまわりから息がもれないように子どもの口を覆い，胸が軽くふくらむ程度に息を吹き込みます．吹き込む時間は，1秒を目安とします．
- 吹き込んだらいったん口を離して子どもの息が出るのを待ち，もう1回息を吹き込みます．
- 2回の人工呼吸が終わったら，すぐに胸骨圧迫を再開します．うまく吹き込めなかった場合もやり直しはしません．
- 乳児の場合は，その口と鼻を一緒に救助者の口で覆って，同様に息を吹き込みます．それ以外は上記の幼児と同じです．

● AED（自動体外式除細動器）の装着と実行（図4-7の7）
① AEDを持ってきます（図4-11）
　通常，AEDは人の目につきやすいところにあり，AEDのマークが描かれた専用の箱のなかに置かれています．扉を開けると警告ブザーが鳴りますが，鳴りっぱなしでかまわないので，すぐに傷病者のところに持って行きます．
② AEDを子どもの頭の近くに置き，スイッチを入れます
　ふたを開けると自動的にスイッチが入るタイプのものもあります．以後はAEDの音声ガイドとランプに従って操作を続けます．
③ 電極パッドを貼り付けます
- まず衣服を取り除いて子どもの胸を露出します．ボタンやホックがすぐに外せない場合は，衣服を切るか破ります．
- AEDケース中の2枚の電極パッドを取り出し，表面にイラストで描かれている貼り付け位置の肌に直接貼り付けます．
- このとき，小児用パッドがあればそれを用いますが，ない場合は成

下顎挙上法
　両手の指を下顎の骨の両側の付け根に引っかけ，上方に引き上げます．

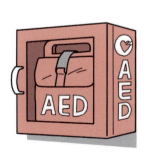
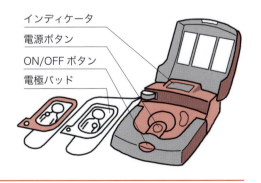

図4-11　AED（自動体外式除細動器）

人用を用いてかまいません．また小児用モードがある機種の場合は小児用に切り替えます．

④ 心電図の自動解析が行われます

　電極パッドが肌に正しく貼り付けられると，AED が自動的に感知して「からだに触らないでください」などの音声とともに心電図の解析をはじめます．周囲の人にも「離れてください」と伝えます．

⑤ 電気ショックが必要な場合はその指示が出ます

・心電図の解析結果から電気ショックが必要と判断されると，「電気ショックが必要です」と音声ガイドがあり，続いて「充電しています．からだから離れてください．点滅しているボタンをしっかり押してください」などと指示が出ます．誰も子どもに触れていないことを再度確認したあと，ボタンを押して電気ショックを行います．このとき，AED から強い電流が流れて，からだが一瞬ビクッと突っ張ります．

・電気ショックのあとは AED の音声ガイドに従ってただちに胸骨圧迫，人工呼吸を再開します．

⑥ 電気ショック不要の指示が出たら

　AED の音声ガイドが「ショックは不要です」となった場合は，ただちに胸骨圧迫と人工呼吸を再開します．このメッセージは心肺蘇生が不要であるという意味ではないので，注意が必要です．

5
感染症対策

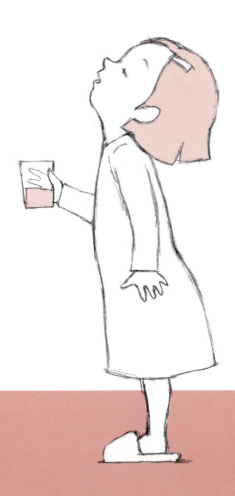

感染症の集団発生の予防

A 感染症対策の基本

　感染予防に日々努めていても，保育所内への感染症の侵入を完全に阻止することは不可能です．したがって，感染症が発生したときには，その感染症に関する感染経路などの正しい知識を保育所全体で共有し，拡大防止に対応しなければなりません．

　感染症を予防するためには，発症の3大要因（感染源，感染経路，感受性）についての対策が必要です（図5-1）．

●感染源の病原性を弱める

- 感染している人を隔離し，感受性のある人に近づけないようにします．ただし，潜伏期や不顕性感染の場合は症状が出ていないので，隔離ができないため，感染源になります．
- 消毒，加熱処理などで病原を弱めます．給食は加熱を原則とします．
- 病原を含む排泄物（嘔吐物，便）などをすばやく適正に処理します．とくに嘔吐物は早急に対応します．
- 保育所ではつねに血液・体液を扱うときの「標準的予防策」が必要です．

●感染経路を遮断する

- 感染症の感染経路を正確に把握し，遮断できるものは遮断します．
- 衛生環境および衛生教育を徹底します．
- マスクの着用により飛沫感染を防ぎ，手洗いをしっかり行って経口感染を防ぎます．しかし，空気感染は，集団生活では対応が困難です．

標準的予防策
　尿や便，嘔吐物のほか血液や体液などにも感染性があるものとみなして対応する方法です．必ず使い捨て手袋を着用し，血液や体液などがついた器具は適切に洗浄・消毒をして使用する，もしくは適切に廃棄するなど，その取り扱いには厳重な注意が必要となります．

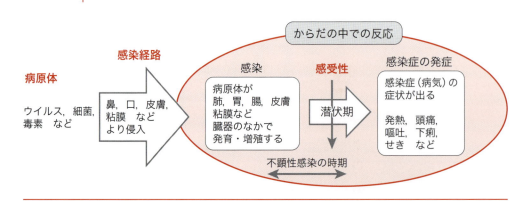

図5-1　感染症の経過

- 飛沫核感染防止のため，便や嘔吐物は適正に処理し，換気をします（p.25 参照）．

●感受性を低くする
- 予防接種を受けることをすすめます．集団生活において必要なワクチンは全員で接種しておきましょう．
- 有効な予防薬などがあれば投与します．

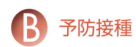

B 予防接種

① 子どものいのちを守るための予防接種

世界の先進国のなかで，いまだに麻しんの小流行がときどき認められるのは日本くらいで，麻しんの輸出国として有名になっています．いまや，日本は国際的に予防接種の後進国に位置づけられています．疾患によっては，予防接種で子どものいのちを守ることができます．必要な時期にしっかり予防接種を行い，幼いいのちを守りましょう（表 5-1）．

② 定期接種

●麻しん・風しん「MR 混合ワクチン」

1 期（1 歳児），2 期（5～6 歳小学校就学前の 1 年間）の 2 回，接種をします．ただし，0 歳児保育の子どもたちは生後 6 か月を過ぎたら，なるべく早く麻しん・風しん（MR）混合ワクチンを接種しましょう．保育生活に入る前には受けたいものです．保護者には 1 歳の定期接種の時期に必ず追加接種を受けるよう指導しておきましょう．世界の多くの国では，保育所・幼稚園へ入る条件の 1 つとして麻しんの予防接種が済んでいることがあげられています．

●百日咳・ジフテリア・破傷風・不活化ポリオ「四種混合ワクチン」

これも保育所へ入る条件にしたいワクチンです．百日咳は最近おとなの社会で流行しています．乳児が感染すると重症化することもあります．

表 5-1　予防接種で子どものいのちが守れる疾患（日本で行える予防接種）

①ポリオ	⑩おたふくかぜ
②麻しん	⑪インフルエンザ
③風しん	⑫肺炎球菌
④百日咳	⑬インフルエンザ菌 b 型（Hib）
⑤ジフテリア	⑭B 型肝炎
⑥破傷風	⑮ロタウイルス感染症
⑦日本脳炎	⑯A 型肝炎
⑧結核	⑰ヒトパピローマウイルス（HPV）
⑨水痘	⑱細菌性髄膜炎

（2018 年 5 月現在）

百日咳

百日咳菌による感染症で，激しいせきが長く続くのが特徴です．子どものころに予防接種を受けていても，その後追加接種をしなければ 5～6 年で効果が低下することになり，近年 20 歳以上の成人の患者が増えてきています．

おたふくかぜ（ムンプス）

1 歳から接種できます．MR ワクチンの次または同時に接種するとよいでしょう．数年後に 2 回目を接種すると免疫がしっかりつきます．

不活化ポリオワクチン

ポリオウイルスを不活化し（＝殺し）て病原性を失くし，免疫をつくるのに必要な成分を取り出してつくったものです．ウイルスとしての働きはないので，ポリオと同様の症状が出るという副反応はありません．

結核

世界的にみて，日本は依然として結核の中まん延国となっています．罹患率は減少傾向にありますが，減少率は鈍化しています．

BCG の予防接種によって予防は可能ですが，その効果は 10 年程度とされ，近年，免疫をもたない若年層や高齢者の発症が増加しています．とくに事業所などでは集団感染が起こることがあり，問題となっています．施設の職員の定期的な健診が必要とされる理由です．

●日本脳炎

保育所に入っているあいだ（定期接種の時期）にぜひ受けておきたいものです．日本では少なくなっていますが，東南アジアでは流行が認められます．

●ポリオ

接種は必要です．これからは不活化ワクチンです．

●結核（BCG）

生後 6 か月未満で入園する子はとくに早めに接種を受けましょう．

●水痘（水ぼうそう）

1 回目は 1〜2 歳のあいだに，2 回目は 1 回目接種後 3 か月以上空けてから，接種します．集団生活のなかでは，最も多い感染症の 1 つです，保育所を利用する子はできるだけ早く受けておきましょう．

●ロタウイルス感染症

このワクチンは生後 8 週間から接種できます．生後 1 か月以内に予防接種の計画を立てておきます．感染力の強い感染症ですから，しっかり接種してから入園してもらいたいものです．

③ 任意接種 ....

●肺炎球菌およびインフルエンザ菌 b 型（Hib）

0 歳から保育所に入園する子はとくに，生後 2 か月になったら，基本的に接種を開始しましょう．これらを接種することで乳幼児期の髄膜炎や肺炎など重い感染症が減少しています．

④ 予防接種は変わってきています ....

● 1 回接種すれば一生病気にかからない？

以前は，麻しん，風しん，水痘，おたふくかぜなどのワクチンは 1 回接種すれば一生それらの病気にかからないといわれてきました．しかし近年，どのワクチンも接種から 10 年もたつと，再接種が必要になるということがわかってきました．生ワクチンは 2 回以上の接種が常識になっています．

●同時複数接種が一般的

以前は，1 回の接種には 1 種類のワクチンを接種するのが一般的でした．2008 年以降，乳幼児に接種できるワクチンが増え，肺炎球菌，インフルエンザ菌 b 型（Hib），ロタウイルス感染症，ポリオの不活化ワクチンなどが加わりました．1 回 1 ワクチンではとても計画が立てられなくなり，諸外国と同様に 1 回に 2〜3 種類のワクチン接種が普通に行われるようになっています．

●接種計画は生後 1 か月以内に

接種計画は生後 3 か月になるころ，「そろそろはじめましょうか」で間に合っていましたが，2011 年から生後 8 週でロタウイルスワクチンが接種できるようになり，生後 1 か月以内に接種計画をたてる必要性が出てきました．接種計画は，保護者と主治医の先生が相談して決めるようにします．なお，国立感染症研究所のホームページ「予防接種スケジュール」も参考にしてください．

●保育所生活では予防接種がエチケット

予防接種で子どものいのちが守れる疾患に関して，すべての園児がワクチンを接種していれば，施設内でこれらの病気が流行することを防ぐことができます．とくに保育所では 2 歳未満の乳幼児が一緒に生活をしています．乳幼児はどの感染症にかかっても重症化しやすいものです．施設内での感染症の流行を 1 つでも少なくするためにも予防接種を受けておくことが大切です．

●職員や保護者も予防接種は忘れずに

麻しん，風しん，水痘，おたふくかぜなどの生ワクチンは 2 回接種を，インフルエンザ，百日咳，ジフテリア，破傷風，日本脳炎などは，前回から 6 年以上経っていたら追加接種を検討しましょう．

また，インフルエンザの予防接種は，発症の予防や発症後の重症化予防にも一定の効果があるとされています．

予防接種スケジュール
日本の予防接種のスケジュールは，変更されることも多いので，国立感染症研究所のホームページなどで最新のものを確認するとよいでしょう．
http://www.niid.go.jp/niid/ja/vaccine-j/2525-v-schedule.html

COLUMN

予防接種後の問題点

1．接種直後
非常にまれですが，どのようなワクチンを接種しても，接種直後から 30 分以内にアナフィラキシー（発しんや呼吸困難など）反応が起こることがあります．したがって接種後 30 分程度は接種医療機関内（もしくはその近く）で安静にしていましょう．

2．接種が終わったら
接種後 30 分程度経ってから，帰る前にクリニックで次の接種の計画を確認しましょう．

3．副反応
- 生ワクチン（麻しん，風しん，おたふくかぜ，水痘など）
  接種後 2 ～ 3 日は接種部位が赤くなります．軽度ですが腫れることもあります．接種後 10 ～ 12 日は発熱，かぜ様症状，だるいなどの症状が出ることがあります．
- その他のワクチン
  接種 6 時間後から反応（発熱，接種したところが赤く腫れるなど）が始まり，12 時間後にピークとなります．その後 12 時間ほどすると反応も落ち着いてきます．

2 感染症発生時と罹患後の対応

A 感染症発生時の対応

❶ 感染症の疑いのある子が出たとき

あらかじめ，対応マニュアルをつくっておき，迅速・適正に対応します．すべての経過記録は，所定の用紙で行うようにします．

> **対応マニュアル**
> - 所定の用紙（体調不良経過記録など）に記録し，看護します．
> - 感染の拡大を防ぐため，医務室などへ隔離します．
> - 保護者へ連絡します．必要なら嘱託医，主治医や看護師などに相談し指示を受けます．
> - 保護者に経過記録と施設内および地域での感染症の流行状況を知らせ，医療機関を受診してもらいます
> - 受診結果をすみやかに報告してもらい，その結果を経過記録，施設内の感染症情報に記録します．

❷ 施設側の対応

子どもや職員の感染症の診断が確定したら，嘱託医や看護師などの指示を受けて，保護者に発生状況やその症状・予防方法などについて連絡します．また，施設内に感染症対策委員会を設置し，対応にあたるようにします．

> **感染症対策委員会の検討内容**
> - 子どもおよび職員の感受性を調査します．予防接種歴や罹患歴を調べ，感受性の高い場合はかかりつけ医に相談するなどの対策をとります．
> - いっそうの衛生教育の徹底および衛生環境の整備をうながします．
> - 感染症流行報告書を作成し，施設内および地域へ広報します．報告書には，感染症名，感染者の氏名，発病から登園までの経過，予防接種歴などを記載します．

施設側の対応
感染症の診断が確定したら，予防接種歴・罹患歴の表（第2章 p.20 表2-5 参照）に記載しておきます．職員の予防接種歴・罹患歴も1年に1度記録を更新しておくとよいでしょう．

感染症罹患後の対応

　施設内の感染症対策委員会において，感染症流行報告書の内容などについて検討します．今回の対応策が適切であるか，またこれからの対応について話し合います．

❶ 罹患した子どもの登園時の対応

　「保育所における感染症対策ガイドライン」に従って，登園時に，医師の意見書が望ましい感染症に対しては，意見書の提出により，また医師の診断を受け，保護者が記入する登園届が望ましい感染症に対しては，登園

表 5-2　医師の意見書が望ましい感染症（12 疾患）

病　名	登園の目安
麻しん（はしか）	解熱後 3 日を経過してから
インフルエンザ	発症した後 5 日を経過し，かつ解熱後 3 日を経過するまで
風しん	発しんが消失してから
水痘（水ぼうそう）	すべての発しんが痂皮化してから
流行性耳下腺炎（おたふくかぜ）	耳下腺，顎下腺，舌下腺の腫脹が発現してから 5 日を経過するまで，かつ全身状態が良好になるまで
結核	医師により感染のおそれがないと認めるまで
咽頭結膜熱（プール熱）	おもな症状が消え 2 日経過してから
流行性角結膜炎	感染力が非常に強いため，結膜炎の症状が消失してから
百日咳	特有のせきが消失するまで，または 5 日間の適正な抗菌性物質製剤による治療を終了するまで
腸管出血性大腸菌感染症	医師により感染のおそれがないと認めるまで
急性出血性結膜炎	医師により感染のおそれがないと認めるまで
侵襲性髄膜炎菌感染症	医師により感染のおそれがないと認めるまで

表 5-3　保護者の登園届が望ましい感染症（9 疾患）

病　名	登園の目安
溶連菌感染症	抗菌薬内服後 24～48 時間経過していること
マイコプラズマ肺炎	発熱や激しいせきがおさまっていること
手足口病	発熱や口腔内の水疱・潰瘍の影響がなく，ふだんの食事がとれること
伝染性紅斑（りんご病）	全身状態がよいこと
ウイルス性胃腸炎（ノロ，ロタ，アデノウイルスなど）	嘔吐，下痢などの症状がおさまり，ふだんの食事がとれること
ヘルパンギーナ	発熱や口腔内の水疱・潰瘍の影響がなく，ふだんの食事がとれること
RS ウイルス感染症	呼吸器症状が消失し，全身状態がよいこと
帯状疱しん	すべての発しんが痂皮化してから
突発性発しん	解熱し機嫌がよく，全身状態がよいこと

出席停止の日数のかぞえ方

　日数のかぞえ方は，その現象がみられた日は算定せず，その翌日を第 1 日とします．たとえば「出席停止期間：解熱後 3 日を経過するまで」の場合，解熱を確認した日が月曜日であれば，その日はかぞえずに，3 日（火・水・木）を経過して，金曜日から出席可能，ということになります．

　インフルエンザにおいて「発症した後 5 日」の場合の「発症」とは，発熱の症状が現れたことをさし，日数をかぞえる場合は，発症した日（発熱がはじまった日）は含まず，翌日を第 1 日とかぞえます．

保育所においてとくに適切な対応が求められる感染症

・アタマジラミ症
・疥癬
・伝染性軟属腫（なんぞくしゅ）
・伝染性膿痂しん（のうか）（とびひ）
・B 型肝炎
〔保育所における感染症対策ガイドライン（2018 年改訂版），資料編　おもな感染症一覧参照〕

表5-4　保育所における感染症対策のまとめ

平静時（流行期前）	感染症の流行期	流行が終わったら
1. 感染症情報のチェック ・全国の感染症流行状況 ・近隣の感染症情報 2. 施設内感染症情報 ・常時集計，情報の発信 ・既往歴，予防接種歴 3. 感染症対策委員会の設置 ・地域感染症対策委員会 ・施設内感染症対策委員会 4. 衛生環境の整備 ・清潔な環境整備 5. 衛生教育の徹底 ・手洗いの励行 ・せきエチケット ・標準的予防策 ・予防接種の奨励	1. 感染症対策委員会の開催 ・感染症情報収集および発信 ・対策の周知徹底 2. 園児の既往歴，予防接種歴の確認 ・感受性の高い（感染しやすい）子どもの把握 3. 衛生教育の再確認 ・流行している感染症の正しい知識の習得	1. 流行状況報告書作成 2. 今回の対策の評価，反省 3. 各種対策やマニュアルの見直し，修正

届の提出をもって，登園の目安とします（表5-2, 3）.

　最終的には，施設における集団生活に支障がない状態まで回復していること，また施設内での感染症の集団発生や流行につながらないこと，という施設長の判断で登園を許可します．

登園許可の判断
　施設長が嘱託医や主治医の意見を参考に決定します．

　保育所は，抵抗力の弱い子どもの集団です．感染症にかかると重篤な事態になることもあります．感染症の知識をもち，感染症にかからないよう日常の予防を徹底します．そして感染症が発生したときにすみやかに対応できるようマニュアルを整えておきます．流行がおさまったときには対応がうまくいったかを振り返り，マニュアルを修正するなどして次に備えます（表5-4）.

　おもな感染症一覧を巻末の資料編（p.112）に掲載しました．活用してください．

3 疾病の支援体制

感染症にかぎらず，病気やけがにより集団保育がむずかしい場合に，子どもを預かる保育のサポートがあります．

❶ 病児保育

病気にかかっている子ども（病児）に対して，身体的・精神的・衛生的・教育的な発達をうながすため，サポートを行う必要があります．この場合，専門家集団（保育士，看護師，栄養士など）によって保育と看護を行います．病気の子どもの健康と幸福を守るためにあらゆる世話をするのが病児保育です．

一般的には，ふだん，保育所に通っている子どもがかぜなどの軽い病気にかかり（あるいは回復期にあって），まだ，集団保育が無理な場合に，その子どもを預かって世話をすることをいいます．

❷ 病後児保育

病気やけがの回復期にあり，まだ集団保育が無理な場合があります．しかし，保護者の仕事や冠婚葬祭などで家庭で保育することがむずかしい場合に，一時的に預かる保育です．看護師，保育士が看護と保育の世話をします．

❸ その他の支援

保育ママやベビーシッターでも子どもを預かってもらえます．基本的にはどちらも健康な子どもが対象ですが，病気のときでもその病状によっては預かってもらえる場合もあります．

● 保育ママ

家庭的な雰囲気での保育が可能です．1人の保育ママにつき，3人までの乳幼児の世話ができます．補助者がついた場合は，5人程度まで保育できます．保育ママの自宅を利用して行われることが多いです．

● ベビーシッター

依頼者のお宅へ出向き，子どものお世話をします．

保育ママ（家庭的保育者）

厚生労働省の保育対策等促進事業の一環として，2010年より実施されています．保育ママになるためには，区市町村の認定を受ける必要があります．

利用するには，地域の自治体などに申し込み，面接や慣らし保育などを経て，保育開始となります．

第5章 ● 感染症対策　79

6

保育における保健的対応

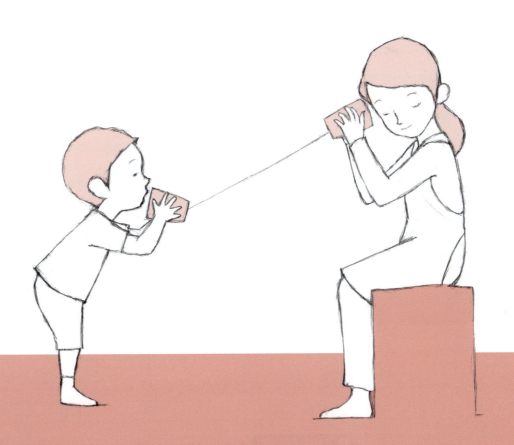

1　3歳未満児への対応

　保育所での健康と安全に対する取り組みは，全体の共通認識のもと組織的に，しかも計画性をもって対応していく必要があります．
　とくに3歳未満の0，1，2歳児は，発育・発達が著しく，月齢・個人差が大きいので，一人ひとりの子どもに応じたきめ細かな対応が必要となります．また感染症が重症化しやすく，SIDS（乳幼児突然死症候群）にも注意が必要です．

 ## 3歳未満児の特徴

　乳児から2歳児までは，心身の発達の基盤がつくられるだけでなく，生活や遊びのさまざまな場面でまわりに興味をもちはじめ，一生続く学びの出発点となる，きわめて重要な時期です．
　3歳未満児には，次のような特徴があります．

> **3歳未満児の特徴**
> - 身体発育および運動機能の発達が著しい
> - 立位での活動が激しくなる
> - 頭が大きく，転倒すると頭を打ちやすい
> - ことばの獲得とともに精神発達が著しい
> - 多くの感染症の罹患や予防接種などにより，免疫機能が一気に高まる
> - 生活リズムが身につきだす
> - 自我の芽生えがうかがえる

　このように身体や多くの機能が短期間に著しく伸びる時期です．
　この時期には，少しの刺激（ストレス）にも大きく反応し，思わぬ結果（障害）をまねくことがあります．保育者が変わることは大きなストレスとなり，0歳児では突然死の引き金にもなります．

 ## 3歳未満児の留意点

❶ 感染症対策

●長時間の集団生活による問題点
　・お昼寝や食事，集団での遊びなど，子ども同士の濃厚な接触が多く，

82

その時間も長いことから，飛沫感染や接触感染の予防対策が非常に困難です．

- 乳児は，床をはい，手に触れるものは何でもなめまわすので，接触感染の予防対策はさらに困難になります．
- 3 歳未満児には手洗い，マスクなどの衛生教育が十分にはできません．

●感染症にかかりやすい生理的特徴

- 5〜6 か月になると，母体からの抗体（移行抗体）が底をつき，しかも感染症にあまりかかっていないので獲得抗体も低く，あらゆる感染症にかかりやすく（感受性が高い）なります．
- 鼻腔が狭く，気道も細いため，かぜなどで気道の粘膜が少し腫れただけでも呼吸困難に陥りやすいのです．
- 体内の水分量が比較的多いため，体重あたり多くの水分を必要とします．したがって，下痢や嘔吐，哺乳量の減少などで水分の補給が減ると，脱水症状に陥りやすくなります．

❷ SIDS 対策

SIDS（乳幼児突然死症候群）は，元気だった赤ちゃんが睡眠中に突然，死亡してしまう病気です．

●保育所での対応

- 乳幼児の慣らし保育は，2 週間以上，できるだけ長くとります．
- 入園してから 1 か月間は 6 時間以内の保育（1 人の保育士が担当できる）が望ましいです．
- 睡眠中はあおむけに寝かせます．
- 呼吸のチェックは，一定期間，きめ細かく行い記録します（0 歳児は 5 分に 1 回，1〜2 歳児は 10 分に 1 回が望ましい）．目視だけでなく，必ずからだに触れて確認します．

●家庭での対応

- 1 歳になるまではあおむけに寝かせて，呼吸を確認しましょう．
- 家族はたばこをやめるようにしましょう．
- できるだけ母乳育児にトライしてみましょう．
- 赤ちゃんをひとりにしないようにします．

慣らし保育

保育所での生活に慣れるため，最初は 2〜3 時間からはじめ，少しずつ保育時間を長くしていくのが慣らし保育です．

預かりはじめの時期に，睡眠時の死亡事故のリスクがとくに高いという報告があります．子どもの安全のためにも，慣らし保育は重要と考えられています．

2 個別的な配慮を要する子どもへの対応

慢性疾患や障害，そのほかの疾患があり，保育生活のなかでとくに気をつけなくてはならない問題点がある場合は，必ずかかりつけ医による「生活管理指導表」を保育所へ提出してもらいます．その指導表にそって保育所内の保健委員会で対応策を検討し，全体の共通認識として実施します．

慢性疾患

慢性疾患とは，長期の経過をたどる慢性の病気のことです．慢性疾患をもつ子どもは病気による制限（食事制限，服薬，運動・活動制限など）を受けながら生活しています．慢性疾患には，さまざまな疾患がありますが，保育所では，食物アレルギー，アトピー性皮膚炎，気管支喘息，てんかんなどがよくみられます．川崎病，ネフローゼ症候群，心室中隔欠損症（しんしつちゅうかくけっそんしょう）の子どももいます．与薬や発作時の対処など，疾患を理解し，「生活管理指導法」をもとに，保育生活における注意点をしっかり共有して対応しましょう．

① 心疾患

●心臓病の種類

　先天性心疾患　心室中隔欠損症，肺静脈狭窄症（きょうさく），大動脈縮窄，心房中隔欠損症など，生まれつき心臓の形状と機能に異常があります．

　後天性心疾患　生まれたときには異常はなく，川崎病など発熱と発しんに伴い，心臓の冠動脈瘤（りゅう）が発生するものがあります．

　不整脈・心筋症　検診でみつかることがあります．

●心室中隔欠損症

　心臓の左右の心室の間に穴があいている病気です．この穴から血液が流れ込み，聴診器を当てるとザーザーという心雑音が聴こえます．1歳くらいまでに自然に穴が塞がることがありますが，そうでない場合は手術が必要です．目立った症状はありませんが，ほかの子より小柄であったり，走ると息切れしやすい，かぜをひきやすい，などがみられます．

●川崎病

　別名を小児急性熱性皮膚粘膜リンパ節症候群といいます．4歳以下の子どもがよくかかり，次のような症状がみられます．

　・5日以上続く発熱

小児慢性特定疾患

悪性新生物（がん），慢性腎疾患，慢性呼吸器疾患，慢性心疾患，内分泌疾患，膠原病，糖尿病，先天性代謝異常，慢性血液・免疫疾患，神経・筋疾患，慢性消化器疾患など

- 目・口・鼻の粘膜の発赤
- 頸部リンパ節の腫れ
- からだに発しん
- 手先・足先のむくみ

　川崎病の後遺症で，冠動脈障害が起こります．冠状動脈（冠動脈）の血管壁が破壊されてもろくなり，もろくなった部分が拡大して瘤（こぶ）となります．そのせいで動脈が詰まり，心筋梗塞が起こることがあります．

❷ 腎 疾 患

●急性腎炎（糸球体腎炎）

　A群 β 溶連菌などの感染の10日後くらいに，血尿，たんぱく尿，尿量減少，むくみが出たり，一時的に高血圧を発症する疾患です．小児から若年者によくみられます．

●ネフローゼ症候群

　大量のたんぱく尿とそれに伴う低たんぱく血症をきたす疾患です．尿量が減り，からだのむくみが生じます．腎機能が低下し，血栓症や脂質異常症の症状が出ます．また，治療にステロイド剤を服用しているため骨粗鬆症や成長障害，眼圧の上昇，高血圧や感染症などの副作用がみられます．

❸ 血 液 疾 患

●貧　血

　血液中の赤血球やヘモグロビンが減少した状態です．乳幼児では，鉄欠乏性貧血が多く，急激な身体発育や離乳食開始の遅れが原因です．母乳栄養では母乳中の鉄分が少ないので，とくに注意が必要です．顔色が悪い，元気がない，運動すると息切れがするなどの症状がみられます．

●血友病

　血液凝固因子のうち，第8または第9因子の欠乏や異常が原因の遺伝性先天性の病気で，血液が固まらず，出血すると血が止まりにくくなります．出血が起こらないよう，定期的に血液凝固因子を補充する予防的治療ができるようになっています．

　保育所では，出血したらどう対処すればよいかを確認しておきます．

●白血病

　子どもに多くみられる血液のがんです．血液の細胞（白血球，赤血球，血小板）ががん化し，正常に働かなくなります．そのため感染症にかかりやすくなったり，貧血の症状が出たり，血が止まらなくなったりします．

❹ 慢性疾患児への保育所の取り組み

　慢性疾患は，長い経過をたどります．病気の治療や，さまざまな制限を

受けながら生活しなくてはなりません．同時に，友だちをつくったり，社会性を身につけたり，子どものもつ力を伸ばしていくことも大切です．

それぞれの疾患の特徴や対応のしかたを学習して理解を深め，子ども一人ひとりが安全に過ごせるよう，保護者，主治医，保育所の職員，行政と連携をとり，適切な保育ができるようにします．

慢性疾患の子どもを受け入れている保育所が増えています．そのような保育所では，子ども同士がいきいきしている，ほかの子どもがやさしく思いやっている，保育士自身の経験・知識になったなど，よい点の報告がある一方，緊急時の対応や保育所の行事への参加，感染症への対応など，むずかしい点も指摘されています．また，受け入れにあたっては，施設・設備の見直し，保育士や看護師の加配などの検討が必要になります．

Ⓑ アレルギー疾患

アレルギー疾患には，食物アレルギー，アトピー性皮膚炎，アレルギー性結膜炎，アレルギー性鼻炎，気管支喘息などがあり，子どもの2人に1人は何らかのアレルギーをもっています．「保育所におけるアレルギー対応ガイドライン」を活用して，現状に合わせた組織的な対応が望まれます．

そのなかでとくに気をつけなくてはならないのは，食物アレルギーです．

❶ 食物アレルギー

特定の食物を食べたあとに皮膚・粘膜，消化器，呼吸器，ときには全身に症状が出ることもあるアレルギーです．

食物アレルギーがあり，かかりつけ医から生活管理指導表が提出されたら，保健委員会で対応を検討し実施します．

除去食の対応が必要な場合には，生活管理指導表にその根拠を明確に記載して提出してもらい，施設内のアレルギー対策委員会（施設長，担任，栄養士，看護師，調理員などで構成）で対応策を検討し，共通認識として実施します．

食物アレルギーをもつ子どもへの食事の対応については，安全への配慮を重視し，できるだけ単純化して「完全除去」か「解除」かの両極で対応を進めることが望まれます．基本的には，保育所で「はじめて食べる」食物がないように，保護者と連携をとります．給食の提供がむずかしい場合は，保護者に弁当の持参を依頼するようにします．

除去食を実施する場合には，誤食事故やアナフィラキシーショックなどが起こることを想定し，対応マニュアルをつくり，施設全体で共有します．除去していた食物を解除する場合は，医師の指示に基づき，保護者と保育所とのあいだで書面を取りかわすことになっています．

アナフィラキシーショック
第4章 p.61 参照

また，エピペン®を預かる体制も整え，取り扱いの講習会なども実施し，誰でも使えるようにしておきます．

❷ アトピー性皮膚炎

アトピー性皮膚炎は，からだのあちこちに，慢性的な強いかゆみを伴う湿疹ができるアレルギー疾患です．よくなったり，悪くなったりを繰り返し，かゆくて眠れなかったり，ストレスの原因になります．刺激に敏感になっているので，皮膚の状態が悪いときには負担を少なくする配慮が必要です．清潔にし，保湿クリームなどでこまめにスキンケアを行います．

保育所の対応は，室内を清潔に保ちます．汗や紫外線，乾燥，洗剤などは皮膚を刺激し，症状が悪化するので気をつけます．場合によっては外遊び，プールなどで対応が必要になるので，保護者とも相談しておきます．

❸ アレルギー性結膜炎・アレルギー性鼻炎

花粉やハウスダストなどによる鼻水，鼻づまり，くしゃみといった症状を起こすアレルギー性鼻炎，目のかゆみ，結膜の炎症を起こすアレルギー性結膜炎が増えています．プールの消毒に使う塩素は，結膜炎を悪化させる要因ともなるので，症状に応じて配慮します．

家庭で内服薬や目薬で治療し，保育所で特別に対応することはほとんどありませんが，屋外での活動後には顔を拭いたり，花粉症の時期や子どもの症状がひどい場合は，部屋のなかで過ごさせるようにします．

❹ 気管支喘息

気管支喘息
第4章 p.50 1-C せき参照

気道が炎症を起こして狭くなり，せきやゼーゼーいう喘鳴，呼吸困難を繰り返します．2歳未満ではもともと年長児より気道が細いので，炎症によりさらに狭くなり，症状の進行が速くなります．発作は，ダニの死骸やふん，ハウスダストなどのアレルギー物質により誘発されます．

気管支喘息は，自然に，あるいは発作治療薬で症状は改善しますが，ごくまれにいのちにかかわることもあります．予防薬がよくなり，保育所で発作が起こることは少なくなりましたが，次のことに気をつけましょう．

- 室内や寝具を清潔に保ち，エアコンも定期的に清掃します．
- 動物の毛などが発作を引き起こすことがあります．飼育当番は避けるようにしましょう．
- 運動により発作が誘発されることがあります（運動誘発喘息）．準備運動をしっかり行い，のどが乾燥しないようマスクをつけます．
- 運動などの保育所生活について保護者と連携し，事前に相談します．また，発作時の対応は主治医の指示を守るようにします．

第6章 ● 保育における保健的対応　　**87**

3 障害のある子どもへの対応

A 障害児とは

　児童福祉法では，障害児とは，身体に障害がある児童，知的障害のある児童，精神に障害のある児童（発達障害を含む）とされています．

　身体障害の種類には，視覚障害，聴覚・言語障害，肢体不自由，内部障害（臓器など身体の内部の障害）などがあります．知的障害は，知能機能の障害が発達期に現れ，日常生活に支障があり援助を必要とします．精神障害には，統合失調症，てんかん，発達障害などが含まれます．また，たんの吸引や経管栄養などの医療的ケアが日常的に必要な「医療的ケア児」も，障害の1つに加えられました．

B 障害の特徴と対応

❶ 肢体不自由

　運動系の障害は，大脳皮質・皮質下・脳幹・小脳・脊髄・前角・末梢神経・神経筋接合部・筋肉の障害とともに，関節や骨などの部分の障害でも肢体不自由となります．障害の部位により症状が異なります．

　脳性まひにも不随意運動や失調，低緊張の麻痺などいろいろな症状があり，これらの障害は，手足の一部のみ，左右の片側のみ，または上下肢のいずれか，さらに全四肢に及ぶものもあります．症状の出かたも同じではなく，朝は良好だが夕方が重い，疲れると目立つなど，原因や障害の広がりによってまちまちです．子どもの0.1〜0.3％の頻度でみられます．

　対応は，原因や特性によって異なりますが，適度の運動負荷と休養が必要で，マッサージやリハビリテーションが効果的です．薬物療法や定期的なボトックスなどの筋肉内注射も有効です．

❷ 知的能力障害

　大脳皮質は全体で連携してその役割を果たしています．情報を過去の情報と照らし合わせて新たな対応をつくり出し，その結果として多くの行動がなされます．その連携が不十分だったり，過去の情報の蓄積や整理が不十分だと，知的能力に障害が現れます．

障害者手帳の交付
　障害をもつ人が，その障害の種類と程度に応じて取得できるのが「障害者手帳」です．
　身体障害者手帳・療育手帳・精神障害者保健福祉手帳があり，2019年4月よりカード型での交付もできるようになりました．
　障害者手帳により，医療費の助成，各種手当ての支給，税金の控除，年金の支給などの福祉サービスが受けられます．

不随意運動
　自分の意思とは関係なく，からだが動いてしまう状態

失調
　筋肉の協調が失われ，運動が円滑にできなくなった状態

ボトックス（ボツリヌス療法）
　ボツリヌス菌がつくるたんぱく質（ボツリヌストキシン）を筋肉に注射し，手足のこわばりやつっぱりをやわらげる治療法

脳の構造的な欠陥や外傷，ホルモンや脳の代謝を阻害する原因などのほか，脳症，脳炎，髄膜炎などでも発達が低下することがあります．

発達の評価は，粗大運動，微細運動，言語，社会面など多方面にわたって行われます．頻度は子どもの1〜2%以下です．

発達の進み方は個人によりまちまちで，愛情をもって見守り育てて,はじめて伸びるものです．無理やり教え込んだり，怒ったり，厳しくしても，たいして伸びないことをこころにとめてください．子どものよい面をほめて育て，待つ姿勢が大切です．

❸ てんかん

脳の神経細胞は電気的な活動をしています．電気量はきわめてわずかですが，その働きによって情報がからだのすみずみまで伝達されます．その電気活動が種々の原因で爆発的に大きくなったり，伝達の途中でショートしたりすると，けいれんなど調整不能な異常な行動となります．

●熱性けいれん

0〜6歳の乳幼児が高熱とともにけいれんを起こすことがあり，熱性けいれんとよばれています．7〜9%の子どもが一度は熱性けいれんを起こし，その多くが，家族のなかに熱性けいれんの既往歴があります．

症状は全身を硬直して手足をガクガクさせ，眼球が上転して白目になり，顔面蒼白となる大発作になります．

熱性けいれんの予防には，発熱時にけいれんを止める座薬の挿入が有効です．継続的に服薬する例は少なく，ほとんどが良性で，学齢期以後は起こらなくなります．

けいれんを止める座薬
解熱剤の座薬とけいれんを止める座薬を併用すると，お互いの効果が弱まることが知られています．先にけいれんを止める座薬を使い，30分以上間隔をあけてから解熱剤を使うようにします．

COLUMN

先天異常
遺伝子の解析が進み，ヒトのすべての遺伝子が解明されました．これまで原因がわからなかったり，ほかの原因とされていた多くの疾患が，遺伝子の異常によって起こることがわかってきました．その異常が父母から引き継がれた遺伝性のものであったり，受精から初期の分裂の過程や胎生期に起きることがあり，これらを先天異常とよんでいます．

先天異常は，脳・心臓・腎臓・筋・骨格などの各臓器・器官の変形や奇形などの形態的異常や，酵素やホルモンの形成を阻害する機能的異常を起こします．生後すぐに発見されることもあれば，長じるにつれて症状が出ることもあります．異常が軽度の場合は，背が高い・低い，顔が丸い・四角い，こころが優しい・強情など，たくさんの個性を生みだします．

以前は，出産時の異常による運動障害は脳性まひとしてひとまとめにされていましたが，今日ではいろいろな先天的な異常に基づくものと診断されることが多くなりました．

第6章 ● 保育における保健的対応 **89**

●てんかん

　熱性けいれんに対し，てんかんは子どもの 0.5～0.9％で，家族内の発生は 1％程度です．

　症状は，熱性けいれんでみられる大発作のほかに，一時的に多くの異常な動作を示します．手足をガクガクと動かしてけいれんする，顔が横に向き，口角をピクピクさせる，一瞬，全身や手足をピクッとさせたり，がくっと倒れたり，ぼーっとして動きがなくなり，呼びかけに反応しない，意識がなくなるなどがあります．

　治療法として，脳波などの検査と，発作症状に合わせて薬剤（抗てんかん薬）を投与することで，ほとんどの発作が抑えられるようになりました．発作が残っている場合でも，長時間のテレビやゲーム，睡眠不足を避けるなど，規則正しい生活を送ることで発作を起こしにくくなります．

　また，発作が長く続く状態を避けるために，医師の指示のもとに座薬を使用します．非医療者であっても，一定の約束のもとに使用してもよいとの法令があります．

> **ダイアップ（ジアゼパム）座薬**
> 　熱性けいれんやてんかんの発作が起きたとき，けいれんが 30 分以上続く「けいれん重積」による重症化を防ぐために，医師の指示に従って投与します．

❹　ダウン症

　22 組 44 本の常染色体と 1 組 2 本の性染色体が全身の細胞の核内に入っています．大きいサイズから数えて 21 組目の染色体が，本来は 2 本なのに何らかの理由で 3 本となってしまったのがダウン症です．多くの場合，受精の直前・直後にこのような現象が起こります．子どもの 1％弱に起きるといわれています．新型出生前診断の導入により，妊婦の血液からダウン症，13 トリソミー，18 トリソミーなどの疾患の可能性を調べることができるようになりました．

　知的障害，特徴的な顔貌，聴力障害，心疾患など合併症を伴うことがあります．また長じて白血病，うつ病，認知症になる場合もあります．

　以前は寿命が短く 10 歳台といわれていましたが，現在は 40～60 歳台でも元気なダウン症の人が増えています．性格が穏やかでリズム感にも優れ，音楽・絵画・書道などに特別な能力を発揮する人も多くいます．本人の長所を見つけて，愛情をもって育てることで可能となったのでしょう．

> **新型出生前診断**
> 　新型出生前診断によって，陽性と診断された場合の中絶率が高いことから，倫理的な問題が提起されています．

❺　視覚障害

　子どもの視覚障害は，約半数が先天的とされ，次いで未熟児網膜症によるものと考えられます．白内障，緑内障のほか，小眼球症，無眼球症，網膜色素変性症などの希少な難病もありますが，高度近視，高度斜視，眼振，色覚異常でも起こり，早期発見と早期対応が求められます．6 歳を過ぎると視力の回復は困難とされています．矯正視力の 0.05 未満が盲とされ，0.3 未満が弱視とされています．

視覚障害は，視覚認知能力ばかりでなくコミュニケーションや運動機能にも影響があり，性格的にも消極的になりがちです．保護者や養育者の役割は重要で，強い絆で子どもとの信頼関係を築き，子どもの経験を増やし，未知のものへ挑戦できる力を育てる姿勢が求められます．

❻ 聴覚障害

●聴力の低下の分類

① 全般的な損失，または，ある周波帯領域の損失

② 原因部位による分類

- 鼓膜などの音を聞き取る器官に障害がある（伝音性）
- 聞き取った音を伝える聴神経に障害がある（感音性）
- 伝音性，感音性の 2 つの障害を併せもつ（複合性）

③ 身体障害者手帳の分類

- 2, 3, 4, 6 級があり，2 級が最も重い（両耳 100 dB 以上）

聴覚異常の原因には，先天性（奇形や胎内感染など）と後天性（慢性中耳炎，急性耳下腺炎，髄膜炎，抗生物質の副反応など）のものがあります．言語発達の遅れや発音・発声の異常で気づくこともありますが，聴覚障害をみつけることはむずかしいため，1 歳前後で治療・訓練をはじめることが望ましく，人工内耳などの新たな治療法も開発されていて，今後が期待されます．

デシベル（dB）

エアコンの室外機	50 dB
一般的な会話	60 dB
掃除機・街頭	70 dB
大声・犬の鳴き声	90 dB
電車のガード下・ 自動車のクラクション	100 dB

❼ 医療的ケア児

医療的ケア児とは，新生児集中治療室などに長期入院したあと，退院後も引き続き人工呼吸器や胃ろうなどを使用して，たんの吸引や経管栄養などの医療的ケアが日常的に必要な障害児のことです．医学の進歩により増加傾向にあり，全国に約 2 万人（2019 年推計）います．

医療的ケアが家庭や地域でできるよう簡便な医療器具が次々と開発され，法的な支援もはじまり，医療者だけでなく家庭・施設や学校の職員などもケアできる体制ができつつあります．そして，保育所にも医療的ケアを必要とする子どもの入所が求められることがあります．

保育所で受け入れる場合には，主治医や嘱託医，看護師などと十分に協議するとともに，協力医療機関とも密接な連携をとります．また，市町村からの支援を受けるなどの体制を整える必要もあります．

❽ 発達障害

日本では，発達障害をもつ子どもが 6％いるといわれています．保育所でも 1～2 人出会うことになります．どのような特徴があり，集団生活のなかで，どのように対応していくかを次項で詳しく解説します．

第 6 章 ● 保育における保健的対応　91

> **COLUMN**
>
> **医療的ケア**
>
> 　医療的ケアは在宅生活が可能になった障害児・者が必要とするケアです．
> - たんの吸引：たんが出たときにモーターで吸引します．
> - 経管栄養：胃に直接管を入れて，チューブから栄養を注入する胃ろうや，鼻の穴からチューブを入れる経鼻栄養などがあります．
> - 人工呼吸器：鼻に管を入れたり気管を切開して空気を送り込み，呼吸を助けます．
>
> 　これらは病院のなかで行われ，長期間入院を余儀なくされて，子どものいのちの輝きを阻害してきました．医療器具が簡易になり家庭でもケアができるようになって，退院が可能になりました．
>
> 　家庭での円滑な生活と危機管理のために，家庭医や保健師・訪問看護師，ヘルパーなどと連携をとって実施します．さらに在宅といっても家庭で親子だけで生活するものではありません．地域で生活するために，学校などと連携する必要があります．
>
> 　これらの医療的ケアは，法律の改正により，一定の研修を受けると医療職でなくても実施が可能となりました．保育士も例外ではなく，今後は研修を行い資格取得後に実施できることが望まれます．

保育所での対応

　どの障害においても，その子に合った特別な配慮が必要です．移動や着替え，食事に時間がかかったり，車いすの使用や床ずれの予防などが必要かもしれません．転倒事故や落下事故も防がなくてはなりません．体調が変化しやすいため，よりきめ細かな健康観察も必要です．

　障害のある子どもと障害のない子どもを一緒に保育することで，子どもたちにどのような影響があるのでしょう．

　小さいころから，障害のある子どもと一緒に遊んだり生活したりすることによって，しぜんと障害に対する理解が深まっていきます．障害のある子どもは，健常な子どもからさまざまな刺激を受けて成長し，社会性を身につけていきます．

　お互いによいところがあるとわかっていても，保育所で受け入れるには高いハードルがあります．安全に過ごすことができる保育環境，医療的な知識や資格とスキルが必要です．保護者，主治医，嘱託医，看護師，栄養士，調理師，行政の支援などとの連携が必須なのはいうまでもありません．

COLUMN

障害と自立の考え方

　東京大学先端科学技術研究センター熊谷晋一郎准教授は，脳性まひの小児科医で，「障害や病気をもちながら自立するということ」をテーマに研究しています．

　障害とは何か，との考えから，障害には2種類あり，本人自身の個人の障害と，環境と個人のあいだにある障害としています．前者は個人の能力的な障害であり，後者は階段にスロープをつくる，歩行帯や電車のホームの開閉扉をつくることなどで解決できる種類の障害です．すなわち自分を変えなくても環境が変われば自立できるのです．誰でも何かに依存して生きています．社会にそれを求めていく姿勢も大切です．

COLUMN

障害をもつ子どもと保護者へのサポート

　子どもに障害があると知らされたとき，親はどうやって受け入れていくのでしょうか．

　アルフォンス・デーケンが提言した悲嘆のプロセスを，佐々木正美氏は障害受容の過程として以下の11段階にまとめています．親が障害を受け入れていく心理過程をよく表しています．
①ショックと麻痺
②否認
③パニック
④怒りと不当感
⑤敵意と恨み
⑥罪意識（自責の念）
⑦孤独感と抑うつ状態
⑧精神的混乱と無関心状態
⑨前向きな受容へ
⑩新しい希望，そして笑いとユーモアの発見
⑪新しい価値観の発見

　医療・福祉・教育などの関係者は，このような本人と親自身の心理的変化を受け止め，支援に努めなくてはなりません．不安の解消と子どもの育ちを見守る姿勢が基本となります．また，疾病・障害の家族会や本人の会，難病の子どもの支援を行うNPO法人など，情報交換や相談ができる場があります．同じ病気をもつ仲間との交流は，確実により方向に進めてくれます．

難病のこども支援全国ネットワーク

　難病をもつ子どもとその家族を支える活動を行っています．
https://www.nanbyonet.or.jp/

発達障害と対応

　発達障害とはどのような障害でしょうか．発達障害者支援法には「自閉症，アスペルガー症候群その他の広汎性発達障害，学習障害，注意欠陥多動性障害その他これに類する脳機能の障害であってその症状が通常低年齢において発現するものとして政令で定めるもの」と定義されています．
　これらの発達障害は，それぞれに症状が異なっていたり，似かよっていたりします．診断がついている場合や，グレーゾーンの場合もあります．集団生活に入ってはじめて指摘されることもあります．

❶ 共通の症状

●社会性の障害
　共生・共感に乏しいという特徴があげられます．他人の気持ちや状態を理解することが苦手で，うまくコミュニケーションをとることができません．

●コミュニケーションの手段の障害
　言葉をじょうずに使ったり，身振りや表情で，人に自分の気持ちを伝えることが苦手です．同じように，相手の言葉や表情から相手の気持ちや状況を理解することが苦手です．あいまいな指示や抽象的な表現は理解しづらく，写真や絵・文字のほうが比較的，理解できます．

●こだわりと想像力の障害
　物事にこだわりやすい特徴があります．また，同じ動作を何度も繰り返します（常同行動）．何かを行うとき，同じ順序・方法・状態にこだわり，それが変わると混乱してしまいがちです．言い換えると，物事を予測し

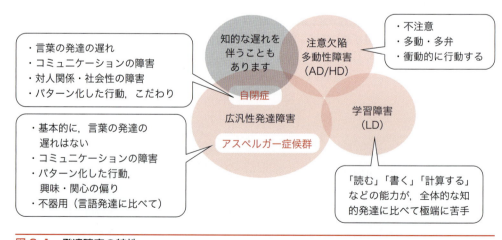

図 6-1　発達障害の特性

（厚生労働省ホームページ：「発達障害の理解のために」より作成）

て，気持ちや行動を切り替えたりすることが苦手です．そのため新たな計画を立てたり実行することがなかなかできません．

●**感覚の障害**

水や高いところが好きです．かん高い赤ちゃんの泣き声や大きな音は苦手です．音や肌に触れるものに関して，極端に反応します．また味やにおいに敏感で，好きなものだけを食べ続けるなど，極端な偏食になりやすい傾向があります．

❷ 高機能自閉症

自閉症のなかで知的発達の遅れを伴わないものを高機能自閉症といいます．この病気は，言葉の発達の遅れのほか，まわりのできごとや人に対し

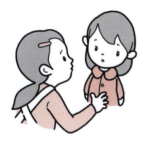
・視線が合いにくい

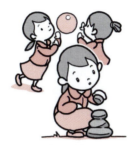
・ひとり遊びが多い

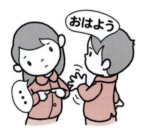
・言葉が少ない

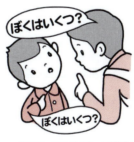
・質問におうむ返しで答える

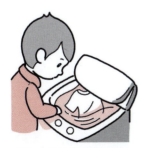
・回転するものに興味をもつ

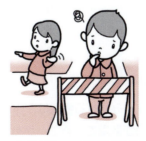
・同じパターンで行動するのを好む

図6-2　発達障害の行動の特徴（例）

ての興味や関心が薄い傾向があります．その一方で特定のものや人へのこだわりが強いという特徴があります．人への共生・共感が乏しく，コミュニケーションをとることが苦手で，相手の気持ちや周囲の状況，雰囲気を読みとることがなかなかできないといった自閉症の行動特徴をもちます．このため，症状は3歳くらいまでに現れ，集団に入ったとき，不適応を示すことが多くなります．一方で，驚くべき集中力や知識をもっていたり，記憶力に優れていたりして，その能力を発揮することがあります．

❸ アスペルガー症候群

　高機能自閉症とほぼ同じ症状といっていいでしょう．両者の区別はむずかしいのですが，アスペルガー症候群のほうが，言語能力が高い場合が多いといえます．

　他人とコミュニケーションがとりづらいなど，社会性の獲得に困難な点があります．知能や言語発達に目立った遅れはありませんが，自閉症傾向が目立ちます．言葉は流暢には話すものの，ユーモアや皮肉がわかりにくい欠点があります．相手の言葉の裏側にある意味がわからないことも多いようです．そのため，相手を誤解したり，誤解されたりして，トラブルになってしまうことも少なくありません．

COLUMN

どの子ももっている自閉性
- 同じことを繰り返していませんか
- 同じ道を通って行き帰りしていませんか
- 好きな音楽があって聴くと落ち着きませんか
- 新しいことをするのに不安がありませんか
- 行く道を間違えると不安になりませんか
- 独り言を言葉に出して確認していませんか

　発達障害のある子は，上で述べたような，普通の誰にでもある自閉性が，ほかの子よりも目についてしまいがちです．
- 目立たせない工夫
- 本人の困り感を減らす工夫
- 周囲の困り感を減らす工夫
- その子のよい点をもっと際立たせる工夫

を一緒に考えていきましょう．

---

❹ AD/HD

AD/HD
Attention-Deficit/
Hyperactivity Disorder

　AD/HDにみられる症状は，年齢的な発達からみたとき，不釣り合いなほど注意力が散漫であることがあげられます．さらに多動性，衝動性を特徴とする行動の障害です．いずれも症状は7歳までに現れることが多いでしょう．

社会的な活動や学業に支障をきたすことが多く，症状が継続することから，何らかの要因で中枢神経に機能不全があると推定されています．

不注意性が目立っている子，多動性，衝動性が問題となる子，両者の特徴を同程度合わせもつ混合タイプの3つに分類されます．AD/HDのある子どもは対人的にさまざまなトラブルを起こしがちです．虐待，いじめや不登校などの一因となっている場合もあります．

AD/HDの子どもの特徴として，次のようなものがあげられます．

- 忘れものが多い
- 注意力が散漫
- 考えてから行動できない
- かんしゃくを起こす
- 集中できない
- 落ち着きがない
- 順番を待つことが苦手
- 事故に遭いやすい

❺ L D

LD
Learning Disabilities

LDは，日本語では「学習障害」と訳されます．その定義は世界共通に統一されているわけではありません．日本と海外とで違いがあります．

文部科学省の定義では，知的発達の遅れを伴わないものの「聞く」「話す」「読む」「書く」「計算する」「推論する」能力のなかで，特定の能力が著しく困難を示すさまざまな状態とされています．

その原因は，中枢神経系の機能に障害があることと考えられています．脳のなかに文字を認知するための座がいくつかあります．この機能に何らかの障害があるディスレクシア（読み書き障害）と考えられます．

文字の認知の障害のほかに，脳の回路内のさまざまな不都合によって，数字や記号を覚えたり，数の概念を理解したり，図形や空間を認知することにつまずくケースがみられます．視覚・聴覚の障害や，知的障害・情緒障害などはありません．また，家庭での育て方などが直接の原因となっていることはありません．多くは「読み」「書き」「算数（計算）」の3つの障害に分けられます．具体的には

① 音読が不得意
　たどたどしい読み方をします．
② 文字を正しく書くことができない
　似た文字と間違えたり，上下左右が逆になる，いわゆる「鏡文字」になる子もいます．
③ 計算問題が苦手
　たとえば繰り上がり繰り下がりの計算問題でミスが多くなります．

第6章 ● 保育における保健的対応　97

また，簡単な暗算でも苦手です．筆算の方法も一度覚えても忘れてしまったりします．

④ 図形の理解が困難

とくに立体図形を読み取ることが苦手です．見えない部分を想像することができにくいのです．

⑤ 文章題が解けない

問題の意味の理解がむずかしいケースです．

⑥ 計算式の立て方がわからない

❻ 発達障害児への対応

●子どもが抱えている問題を知る

保育士は，日常的に子どもの様子に気を配り，子ども自身が何に困っているのか，何を悩んでいるのかに早めに気づいてあげることが大切です．責めたり叱ったりを繰り返していると，子どもはどんどん自信を失ってしまいます．やがては自尊感情をなくしてしまうことになりかねません．そうなると，「自分をわかってくれない」周囲のおとなたちへの反発や反抗心を募らせることになります．

日常的にいらいらするようになり，反抗挑戦性障害を引き起こすことになります．反抗挑戦性障害とは，おとなの指示や要求に対して，わざと無視したり，逆らったりすることです．挑発的な行動をとることにより，おとなをいらだたせます．さらにエスカレートすると，暴力を振るったり，破壊行動を起こすなど，行為障害へと至ってしまいます．

●一人ひとりの子どもに寄り添った支援を

周囲から理解されない子どもは，心身の状態が不安定になりがちです．不登校や引きこもりになるケースがよくみられます．ストレスがかさみ，精神状態が不安定になると不安障害，強迫性障害，うつ病を発症することもあります．

しかし，発達障害であることに早く気づけば，適切な支援によってその子の不安を取り除き，これらの二次障害を予防することができます．その子どもに寄り添い，何に困っているのか理解しようとすることで，悩みやストレスは軽減されます．自尊感情を傷つけることもなくなります．

基本的な信頼関係をつくる

- どんな場合も認められているという安心感がまず一番……自己肯定感
- 専門的なアドバイスより，その子に寄り添った子育て支援を
- 性格のよい子にすること
- 親子のよいところ探しを
- 自分がいてもいいという子に

●ほめて育てる

さらに，それぞれの子どものできること，得意なこと，興味のあること
に着目します．つまり「よいところみつけ」をしてほめて育てることを積
極的に進めましょう．本人とまわりが子どものよいところに目が行くと，
欠点が目立たなくなることはよくあることです．子ども自身の好きなこと
を伸ばしながら，メリハリのある快活な生活をさせるよう仕向けていきま
す．同時に環境を整理することも大切です．ものを整理し，単純化するこ
とで落ちつく場合があります．多すぎる人，広すぎるスペース，大きすぎ
る音や雑音などは子どもの心身を乱しがちです．

「よいところみつけ」で自尊心を育て不安をなくす工夫を
- みて・聞いて・触っての感覚に安心感…………実感
- 今後の時間の流れがわかる安心感……………予定
- これからすることの流れがわかる安心感………予知
- 話で聞くより見て理解できる安心感……………納得
- やってみてできたという安心感…………………自己到達感
- こだわってもよいという安心感…………………個性尊重
- 時と場を区切り，感覚刺激を減らす……………脱散漫

●生活のリズムをもう一度見直す

まず家族と協力して，生活のリズムをつくる工夫をしましょう．
① 睡眠が足りているか，寝つきがよいか，夜中に何度も起きていない
　　か，朝に不機嫌で眠気が強くなっていないか．
② 便秘になっていないか，硬い便しか出ていないのではないか．
③ 風呂に入って週 2〜3 回はからだを洗っているか．

●問題点を箇条書きにしてみよう

困っていることを書き出してみましょう．過去に同じことがなかった
か，そのときどのようにして克服したかを思い出します．経験的によいと
されている方法をあてはめられないかなど，いろいろなアプローチを考え
ます．

今，困っていることを直接的に改善しようとせず，急がばまわれの精神
で対応することも大切です．医学的なアプローチも有用で，薬剤を用いる
選択肢もあります．

近年，乳幼児健診の現場で，何らかの支援を必要とする子どもは 10〜
30% 程度みられます．保健師とスタッフは，親子の生活の安定からここ
ろの安定にもっていけることをめざして支援を行っています．この段階の
支援で改善できる親子も多いのです．

専門的な療育センターなどに行くことが必要とされるのは，数パーセン
ト程度となっています．初期の段階でよりよい支援が行われることで「病
気」と診断される子どもの数も減っていくことが期待されます．

第 6 章 ● 保育における保健的対応　99

7

健康および安全の管理の実施体制

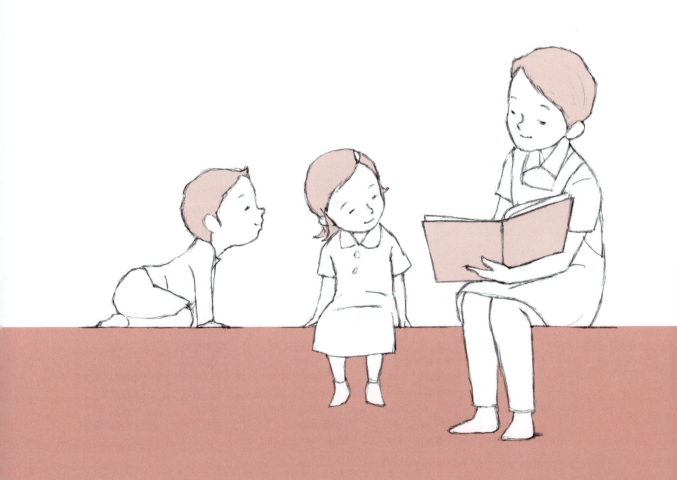

1 職員間の連携・協働と組織的取組

A 保育所の職員構成

児童福祉法第45条の規定による児童福祉施設の設備及び運営に関する基準では，職員として「保育所には，保育士，嘱託医及び調理員を置かなければならない．ただし，調理業務の全部を委託する施設にあっては，調理員を置かないことができる．」とされ，保育士の数は表7-1のように定められています．

表7-2に，おもな保育所の職員構成と位置づけを示します．主任クラスの職員は，公立保育所では複数配置がみられますが，法人立保育所では単数配置が一般的ななか，キャリアアップ制度の実施に伴い，副主任制や専門リーダー制を職位に位置づけるところが増えています．

保育所の設置主体は，自治体，社会福祉法人，宗教法人，株式会社，NPO法人があります．運営主体としては，上記のほか小規模保育施設や企業主導型保育施設などがあり，規模と設置形態により職員配置は異なります．

キャリアアップ制度
第1章 p.5 参照

表7-1 保育士配置基準

乳児	おおむね3人につき1人以上
満1歳以上満3歳に満たない幼児	おおむね6人に1人以上
満3歳以上満4歳に満たない幼児	おおむね20人に1人以上
満4歳以上の幼児	おおむね30人に1人以上

（児童福祉施設の設備及び運営に関する基準より）

表7-2 保育所などの職員構成

公立保育所[1]	民間保育所[1]	幼保連携型認定こども園[2]
①市長	①理事長	①園長
②担当部長・課長	②施設長	②保育教諭
③施設長	③（副施設長）	③調理員
④主任保育士	④主任保育士	④副園長，教頭
⑤保育士	⑤保育士	⑤主幹保育教諭，指導保育教諭
⑥調理員	⑥（栄養士）・調理員	⑥主幹養護教諭，養護教諭
⑦用務員	⑦（事務員・用務員）	⑦主幹栄養教諭，栄養教諭
⑧（看護師）	⑧（看護師）	⑧事務職員，養護助教諭 など
⑨嘱託医 など	⑨嘱託医 など	

注1）（ ）の職種については，全園配置ではない．
2）設置は自治体，社会福祉法人，学校法人に限られる．

また，民間保育所では，保育士を含めた職種の仕事内容を考慮して，職位職階の検討や処遇の改善がはかられてきました．その結果，勤続年数によっての位置づけ（副主任制など）が設けられ，社会的処遇改善も行われています．職位が設けられることにより，職員のモチベーションを向上させ，個人の専門性やスキルをより高めることにもつながっています．

 ## 職員間の連携について

❶ クラス間・職員間の連携

　保育業務を行ううえで，クラス間の連携は不可欠です．クラス編成にこだわり過ぎて，受け持ちクラスのことが先行してしまうと，全体の動きが見えなくなり，職員全員で子どもたち一人ひとりを保育するという意識が低下してしまいます．全職員が子どもたちの名前や性格を知っているという関係性が築けると，子どもたちだけでなく，保護者との信頼関係や安心感，満足度につながります．職員間の情報の共有と連携が必要です．

❷ お互いの専門性を理解し取り組みましょう

　保育所では，保育士，看護師，栄養士，調理師など多くの専門職が一緒に働いています．そのなかで，看護職の専門性は病気やけがと向き合い，「健康」に比重を置きます．保健業務にあいまいさは許されません．0か1か，白か黒かの二者択一です．なぜならそれは，いのちに直結するからです．一方，保育士は，子どもの日々の成長とこころの育ち「心情」を大切に考え，内面に重きを置く傾向があります．やってみたい気持ちやがまんするこころ，友だちとかかわる経験や失敗を通しての達成感など，心情面の成長をとらえます．

　どちらも，子どもたちの健やかな成長を望んでいることに変わりはありませんが，両者が同じ子どもを保育するとき，専門職であるがゆえに意見の違いが生じます．そんなとき，お互いの専門性を尊重し，理解し合いながら取り組むことのできる職場環境が求められます．

❸ トップダウンからボトムアップへ

　子どもたちの健康安全について考えるとき，施設長など管理職からの一方的な指示を受けるだけの「指示待ち人間」になっていませんか．子どもたちの日々変化する状況を感じ，先の見通しを考え，取り組む姿勢が求められます．日々の保育で起きたけがの状況やヒヤリ・ハット情報を吸い上げる仕組みや保育環境の見直しなど，改善につながる提案をしていくことが大切です．

看護職の配置

　保育所における看護職の単独配置は，全国的にも30％程度といわれています．看護師がいても，0歳児クラスの担任兼務であることもあります．

　配置されているときは，連携をとりながら専門性が発揮できるよう務めます．

第7章 ● 健康および安全の管理の実施体制　103

OJT
On-the-Job Training
Off JT
Off-the-Job Training

C 職員の資質向上

❶ 研修への参加

● OJT と OFF JT

研修には，施設内で実施される研修（OJT）と施設外で行われる研修（OFF JT）があります（**表 7-3**）．双方の特性を活かしながら，目的に合った研修会への参加を通して，業務の質の向上に努める必要があります．

表 7-3 OJT と OFF JT の特徴

	メリット	デメリット
施設内で実施される研修（OJT）	・多くの職員が参加できる	・研修内容の企画や開催時間の調整を行う必要がある
施設外で行われる研修（OFF JT）	・外部団体の企画する研修への参加のため，内容を選択できる	・参加人数に制約がある ・現場を離れなければならない

● 業務研修と自主研修

研修会参加には，業務命令による研修と自らが研修内容を選択し参加する自主研修があります．業務命令による研修は参加費，日当，旅費などが支給されますが，自主研修では年次有給を使用したり，自費で参加することも多くあります．

職場において年間の研修計画を立て，多くの職員が研修会に参加しやすい環境をつくることが求められます．

● 研修情報の共有について

研修を受講した直後は意識も思いも高まり，早く現場で実践したい気持ちになりますが，現場に戻り日常の業務がはじまると，自然と意識が薄れ，学んだことへの熱意が下がってしまいます．「鉄は熱いうちに打て」といいます．研修内容をできるだけ早い時期にほかの職員と共有し，現場に活かせることはないか検討してみましょう．研修報告会の開催や小グループでの報告会，研修レポートの閲覧も有効な手段です．

❷ 委員会活動を充実させよう

健康管理や安全対策を行う場合，施設長・主任など管理者からの注意喚起や行政からの通知に従って行うのが一般的です．それらをつねに意識して業務に向き合うことは簡単なことではありません．うっかりミスや思い込みなどヒューマンエラーを起こさないよう，危機意識をもち続けるためには，職員がそれぞれの役割を担い，意識し合うことが必要です．

施設内に，子どもたちの健康と安全に関する対策を組織的に検討するた

めの「健康・安全委員会」をつくりましょう．委員会のメンバーは乳児・
幼児担任，嘱託医，看護師などすべての職種の代表と保護者，有識者など
で構成されます．ここでは子どもたちの保育保健に関するすべての課題や
問題点などを検討し，明らかにしていきます．

　生活管理指導表が提出された場合も，この委員会において対応を検討し
ます．専門性が高い問題や，施設内での対応がむずかしい案件の場合は，
地域の専門家を含む専門委員会に相談します．対応策ができたら，保護者
や職員に提示し，共通理解のもとに実施します．

③ 情報の集積と対応

　日々の保育のなかでは，転倒による打撲や切り傷，すり傷，噛みつきや
引っかき傷など，通院を必要とするものから施設内での処置で済むものま
で，さまざまな事態が発生します．

　子どもの年齢や性格，保育環境や職員配置などによってその状況は変わ
ります．いのちにかかわる重大事故は絶対に防がなければなりません．し
かし，すり傷や友だちとのかかわりのなかで起きたトラブルを通して人間
関係を学ぶことは，成長の過程においてとても大切な経験でもあります．
その状況がどのように起こったのか，ヒヤリ・ハットやインシデントを集
め，分析・検討し，再発防止につなげていきましょう．

2 保健活動の計画および評価

A 保育の質の向上をめざして

　子どもの健康と安全は，おとなの責任において守られなければなりませんが，同時に，子ども自らが健康と安全に関する力を身につけていくことも大切です．

　子どもたちの保健の実情から，課題と育てたい姿を，保育士，看護職，栄養士など職員全体で一緒に考えて共有します．

❶ 保健活動計画の立案・実践・評価・再計画のプロセス

●情報収集

　子どもの健康や保健の現状を把握し，どんな子どもに育ってほしいかを考えます．
- 生育歴や身体の状況，生活習慣，アレルギー，クラスの特徴
- 保育所を取り巻く環境，地域の特性，保護者の就労と家庭での状況など

●企画・立案

　季節や年齢に応じて，保健的配慮を含んだ保健活動計画を立てます．どの年代の子どもたちにもわかりやすい目標を立てて，それが達成できるように1年間にわたる活動内容を考えます（**表7-4**）．

●保育との共有

　保育者が作成する指導計画（年間計画，月間計画）のなかに，保健活動計画の年齢別配慮が連動されるよう，協働していきます（**表7-5**）．定期的に，計画・実践・評価・改善のための職員の役割分担を行います．

●実　践

　健康教育など定期的なミーティングで情報を共有し，全体で進めていくようにします．

●評価・分析のための記録

　活動が行われたときの子どもの様子を記録しながら，評価・分析を行うための情報を蓄積します．

　どのような記録の方法がよいか，いつ，誰が記録をとるか，職員のなかで役割を決めておきます．健康教育や保健指導は，実施状況をほかの職員とともに記録します．

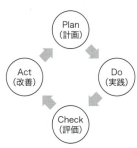

健康教育のプロセス

●評価をもとに計画の改善

　子どもの様子を確認しながら，臨機応変に計画を修正することが必要です．職員全体でも定期的に評価できるよう，期ごとに反省・考察を提示していきます．

●評価から再計画へ

　実践の記録から評価を具体的に行い，次回に向けての再計画をします．

表 7-4　健康指導の月間計画（例）

●健康指導
- ・メインテーマをはっきりと
- ・子どもが興味をもてる内容に
- ・タイムリーな内容で
- ・正しい情報を提供する
- ・年齢や集団に合わせる
- ・子どもの五感に訴えかける

4 月

●手洗い指導
- ・ばい菌をやっつける手洗い
- ・手の洗い方とタオルの拭き方

●トイレの使い方
- ・スリッパの履き方とドアの開閉

5 月

●血が出たら？
- ・血液の働き
- ・血が出たときは洗う，押さえる
- ・おとなに言う

6 月

●むし歯予防デー
- ・歯のみがき方を知る
- ・歯の役割を知る

7 月

●プール遊び
- ・プールに入る前にすること
- ・走らない，ふざけない

8 月

●鼻の日
- ・鼻の役割を知る
- ・鼻血の対処法

9 月

●救急の日
- ・頭が大切な理由を知る
- ・頭蓋骨や脳の働きを知る

10 月

●目の愛護デー
- ・目の働きを知る
- ・目にごみが入ったらこすらない

11 月

●かぜ予防
- ・うがいと手洗いの方法
- ・くしゃみやせきの対処法

12 月

●姿勢を正しく
- ・寒さに負けないからだづくり
- ・骨の役割

1 月

●健康正月遊び
- ・かるたで健康習慣を確認
- ・すごろくで消化機能を知る

2 月

●からだを知る
- ・食べものの旅から学ぶ
- ・からだを支える骨を知る
- ・からだの仕組みを知る
- ・パネルシアター「うんちの話」

3 月

●耳の日
- ・耳の働きを知る

●成長の喜び
- ・自分の成長を目で確かめる

（全国保育園保健師看護師連絡会編：保育現場のための乳幼児保健年間計画実例集，2013）

第 7 章 ● 健康および安全の管理の実施体制　107

表 7-5　健康教育年間スケジュール（例）

クラス ＼ 月	4	5	6	7	8	9	10	11	12	1	2	3（到達目標）
1 歳	・おやつ・食事前の手洗いの習慣をつける ・排泄後はきれいにしてもらい，気持ちよさを知らせる											☆食事・おやつの前の手洗いを嫌がらない ☆排尿で汚れたら変えてもらう
2 歳												
2 歳				・排泄指導（男女のからだの違いを知り，排泄後の始末の指導とする） ・清潔にする ・排尿をがまんしない ・トイレットペーパーの 2 枚折りの練習 ・がまんの脳の話 ・鼻かみの練習（ティッシュペーパーの折りたたみ）								☆排尿後の始末ができる ☆1 回分のペーパーがとれる ☆保健の話が聞ける
3 歳			・排泄指導 　女の子：3 回折りができる子から排尿後ホルダーから紙を取り始末をする 　男の子：排尿後チンチンフリフリを忘れずにできる ・園外保育に向け，和式トイレの使い方を練習する ・手洗い ・目の働き ・プールの約束 ・からだの話 ・かぜばい菌									
4 歳		・排泄指導 　トイレホルダーから 4 回折りのペーパーがとれる 　保育士に見守られながら，排泄後の始末ができる ・手洗い ・歯みがき指導 ・プールの約束 ・手洗い，うがい，かぜばい菌 ・目の働き ・からだの話（姿勢　消化など） ・歯みがき確認										☆排尿後の始末ができる ☆自分のからだを知り大切にする
5 歳	・排泄指導：排泄後の始末の確認，トイレの使い方のマナーの確認 ・健診を通じからだの働きを知る ・歯みがき指導：歯みがきの大切さや働きの確認 ・からだの話：食べものの旅～消化の働きなど自分のからだの働きや仕組みを知る ・朝の生活習慣（早寝・早起き） ・プールの約束：心臓の鼓動を聞き静かに入る ・いのちの大切さを知る：自分の生まれときのこと，大切に守られ育つこと　など											☆トイレの使い方，マナーが身につく ☆自分のからだの悪いところをおとなに訴えることができる

（全国保育園保健師看護師連絡会編：保育現場のための乳幼児保健年間計画実例集，2013）

3 地域との連携

　保育保健にとって，健康と安全は最重要課題です．この課題について，つねに地域との連携を前提に，組織的に取り組みを進めていきます．
　保育所での対応として，前述（p.105）の「健康・安全委員会」のなかに，健康対策および安全対策の2つの委員会をつくります．委員会のリーダーを中心として，年間目標と年間計画を策定し，活動を行います．定期委員会において評価し，さらに新しい問題点などを検討します．

Ⓐ 母子保健・地域保健における自治体との連携

　保育所における健康や安全の対応について，個々の各施設や保育所関連団体だけでは解決できない問題が増えています．そのために，地域の多くの専門家を含む支援体制が必要となっています．
　自治体と連携して「地域の子どもの健康と安全を守る協議会」を設立し，成育期（胎児から成人するまで）の子どもたちの問題は，すべてこの協議会を介して検討するようにします（図7-1）．
　なお，この協議会には，保育保健の専門家，市民代表および行政の担当部局などにも参加を求め，一体となって取り組む姿勢が必要です．

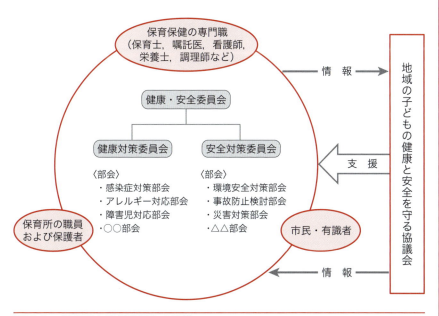

図7-1　保育所と関係機関との連携

B 家庭・専門機関, 地域の関係機関などとの連携

　前述の「地域の子どもの健康と安全を守る協議会」のなかに, 医療・保健・福祉・教育などの専門家, 市民代表および関係諸機関の代表などを含むように組織します.

　この協議会では, 感染症対策, アレルギー対応, 虐待防止, 事故予防安全対策などの専門委員会や分科会などを必要に応じて招集し, 対応策を迅速に検討します.

資 料 編

おもな感染症一覧 112

教育・保育施設等における事故防止及び事故発生時の対応のためのガイドライン 126

児童福祉施設の設備及び運営に関する基準 129

日本工業規格 JIS Z 8050：2016（ISO/IEC Guide 50：2014） 140
　安全側面—規格及びその他の仕様書における子どもの安全指針

おもな感染症一覧

感染症名	病原体	潜伏期間	感染経路	症　状	診　断	治療方法
麻しん（はしか）	麻しんウイルス	8〜12日（7〜18日）	空気感染 飛沫感染 接触感染	①カタル期：38℃以上の高熱，咳，鼻汁，結膜充血，目やにがみられる．熱が一時下がるころ，コプリック斑とよばれる小斑点が頬粘膜に出現する．感染力はこの時期が最も強い． ②発しん期：一時下降した熱が再び高くなり，耳後部から発しんが現れて下方に広がる．発しんは赤みが強く，少し盛り上がっている．融合傾向があるが，健康皮膚面を残す． ③回復期：解熱し，発しんは出現した順に色素沈着を残して消退する． 《合併症》中耳炎，肺炎，熱性けいれん，脳炎	臨床的診断後，抗体検査を行う．さらに診断確定のため，保健所をとおしてウイルス遺伝検査等を行う．	対症療法
インフルエンザ	インフルエンザウイルス A/H1N1亜型 AH3N2亜型 B型	1〜4日 平均2日	飛沫感染 接触感染	突然の高熱が出現し，3〜4日間続く．全身症状（全身倦怠感，関節痛，筋肉痛，頭痛）を伴う． 呼吸器症状（咽頭痛，鼻汁，咳嗽） 約1週間の経過で軽快する． 《合併症》肺炎，中耳炎，熱性けいれん，脳症	ウイルス臨床的診断，ウイルス抗原の検出（迅速診断キット），ウイルス分離，血清学的診断	発症後48時間以内に抗ウイルス薬（オセルタミビル，ザナミビル等）の服用・吸入を開始すれば症状の軽減と罹病期間の短縮が期待できる（対象は1歳以上）．

予防方法	感染期間	登園の目安	保育所において留意すべき事項
麻しん風しん混合ワクチン（定期接種／緊急接種），麻しん弱毒生ワクチン． 原則として，1歳になったらなるべく早く麻しん風しん混合ワクチンを接種する．小学校就学前の1年間（5歳児クラス）に2回目の麻しん風しん混合ワクチン接種を行う．	発熱出現1〜2日前から発しん出現後の4日間	解熱した後3日を経過するまで（病状により感染力が強いと認められたときは長期に及ぶこともある）	・入園前の健康状況調査において，麻しんワクチン接種歴，麻しん既往歴を母子健康手帳で確認し，1歳以上の未接種，未罹患児にはワクチン接種を勧奨する．入園後にワクチン接種状況を再度確認し，未接種であれば，ワクチン接種を勧奨する． ・麻しんの感染力は非常に強く，1人でも発症したらすぐに入所児童の予防接種歴，罹患歴を確認し，ワクチン未接種で未罹患児には，主治医と相談するよう指導する． ・接触後72時間以内にワクチンを接種することで発症の予防，症状の軽減が期待できる（緊急接種）．対象は6か月以上の子ども． ・接触後4日以上経過し，6日以内であれば，筋注用ガンマグロブリン投与で発症予防する方法もある． ・児童福祉施設等における麻しん対策については，「学校における麻しん対策ガイドライン（第二版）」（国立感染症研究所感染症情報センター作成）を参考にする． (https://www.niid.go.jp/niid/images/idsc/disease/measles/guideline/school_201802.pdf)
インフルエンザワクチン（任意接種）．シーズン前に毎年接種する．6か月以上13歳未満は2回接種． ワクチンによる抗体上昇は，接種後2週間から5か月まで持続する． ワクチンを接種したからといってインフルエンザに罹患しないということはない．乳幼児の場合は，成人と比較してワクチンの効果は低い．	症状がある期間（発症前24時間から発病後3日程度までが最も感染力が強い）．	発症した後5日を経過し，かつ解熱した後2日を経過するまで（幼児にあっては，3日を経過するまで）．	・日本では毎年冬季（12月上旬〜翌年3月ごろ）に繰り返し流行する． ・飛沫感染対策として，流行期間中は，可能なものは全員が咳エチケットに努める．とくに職員は厳守すること． ・接触感染対策としての手洗いの励行を指導する． ・消毒は発症者が直接触り，唾液や痰などの体液が付着しているものを中心に行う． ・加湿器等を用いて，室内の湿度・温度を園児たちが過ごしやすい環境に保つ． ・送迎者が罹患しているときは，送迎を控えてもらう．どうしても送迎せざるを得ない場合は，必ずマスクを着用してもらう． ・咽頭拭い液や鼻汁からウイルス抗原を検出する（ただし発熱出現後，約半日以上経過しないと正しく判定できないことが多い）． ・抗ウイルス薬を服用した場合，解熱は早いが，ウイルスの排泄は続く． ・対症療法として用いる解熱剤は，アセトアミノフェンを使用する． ・抗ウイルス薬の服用に際しては，服用後の見守りを丁寧に行う．

資料編 ● おもな感染症一覧　113

感染症名	病原体	潜伏期間	感染経路	症　状	診　断	治療方法
風しん（三日ばしか）	風しんウイルス	16〜18日（通常14〜23日）	飛沫感染　接触感染	発熱，発しん，リンパ節腫脹．発熱の程度は一般に軽い．発しんは淡紅色の斑状丘疹で，顔面からはじまり，頭部，体幹，四肢へと拡がり，約3日で消える．リンパ節腫脹は有痛性で頸部，耳介後部，後頭部に出現する．《合併症》関節炎，まれに血小板減少性紫斑病，脳炎	臨床的診断，ウイルス分離，血清学的診断	対症療法
水痘（水ぼうそう）	水痘・帯状疱疹ウイルス	14〜16日（10〜21日）	空気感染　飛沫感染	発しんは体幹から全身に，頭髪部や口腔内にも出現する．紅斑から丘疹，水疱，痂皮の順に変化する．種々の段階の発しんが同時に混在する．発しんはかゆみが強い．《合併症》皮膚の細菌感染症，肺炎	臨床的診断，水疱中の水痘・帯状疱疹ウイルス抗原の検出，血清学的診断	アシクロビル等の抗ウイルス薬の内服
流行性耳下腺炎（ムンプス，おたふくかぜ）	ムンプスウイルス	16〜18日（12〜25日）	飛沫感染　接触感染	発熱，片側ないし両側の唾液腺の有痛性腫脹（耳下腺が最も多いが顎下腺もある）．耳下腺腫脹は一般に発症3日目ごろが最大となり6〜10日で消える．乳児や年少児では感染しても症状が現れないことがある．	臨床的診断，ウイルス分離，血清学的診断	対症療法
結　核	結核菌（Mycobacteriumtuberculosis）	2年以内とくに6か月以内に多い．初期結核後，数十年後に症状が出現することもある．	空気感染　飛沫感染　経口，接触，経胎盤感染もある．感染源は喀痰の塗抹検査で結核菌陽性の肺結核患者．	初期結核　粟粒結核　二次性肺結核　結核性髄膜炎　乳幼児では，重症結核の粟粒結核，結核性髄膜炎になる可能性がある．粟粒結核：リンパ節などの病変が進行して菌が血液を介して散布されると，感染は全身に及び，肺では粟粒様の多数の小病変が生じる．症状は発熱，咳，呼吸困難，チアノーゼなど．結核性髄膜炎：結核菌が血行性に脳・脊髄を覆う髄膜に到達して発病する最重症型．高熱，頭痛，嘔吐，意識障害，けいれん，死亡例もある．後遺症のおそれもある．	喀痰（あるいは胃液）の塗抹，培養検査，ツベルクリン反応，インターフェロンγ萌出試験（クオンティフェロン検査）	抗結核薬

予防方法	感染期間	登園の目安	保育所において留意すべき事項
麻しん風しん混合ワクチン（定期接種），風しん弱毒生ワクチン．原則として，1歳になったらなるべく早く麻しん風しん混合ワクチンを接種する．小学校就学前の1年間（5歳児クラス）に2回目の麻しん風しん混合ワクチンの接種を行う．	発しん出現前7日から発しん出現後7日間まで（ただし解熱すると感染力は急速に低下する）	発しんが消失するまで．	・妊娠前半期の妊婦が風しんにかかると，白内障，先天性心疾患，難聴等の先天異常の子どもが生まれる（先天性風しん症候群）可能性があるため，1人でも発症した場合は，送迎時に注意をうながす． ・保育所職員は，感染リスクが高いのであらかじめワクチンで免疫をつけておく． ・平常時から麻しん風しん混合ワクチンを受けているか確認し，入所児童のワクチン接種率を上げておく．
水痘弱毒生ワクチン（任意接種／緊急接種）	発しんが出現する1～2日前からすべての発しんが痂皮化するまで．	すべての発しんが痂皮化するまで．	・水痘の感染力は極めて強く集団感染を起こす． ・免疫力が低下している児では重症化する． ・接触後72時間以内にワクチンを接種することで発症の予防，症状の軽減が期待できる（緊急接種）． ・妊婦の感染により，先天性水痘症候群という先天異常や分娩5日前～分娩2日後に母親が水痘を発症した場合，生まれた新生児は重症水痘で死亡することがある．
おたふくかぜ弱毒生ワクチン（任意接種）	ウイルスは耳下腺腫脹前7日から腫脹後9日まで唾液から検出．耳下腺の腫脹前3日から腫脹出現後4日間は感染力が強い．	耳下腺，顎下腺，舌下腺の腫脹が発現してから5日を経過するまで，かつ全身状態が良好になるまで．	・集団発生を起こす．好発年齢は2～7歳． ・合併症として無菌性髄膜炎，難聴（片側性が多いが時に両側性），急性脳炎を起こすことがある．
BCGワクチン	喀痰の塗抹検査が陽性の間．	医師により感染のおそれがなくなったと認められるまで．	・成人結核患者（家人が多い）から感染する危険性が高い． ・1人でも発症したら保健所，嘱託医等と協議する． ・排菌がなければ集団生活を制限する必要はない．

感染症名	病原体	潜伏期間	感染経路	症　状	診　断	治療方法
咽頭結膜熱（プール熱）	アデノウイルス3，4，7，11型	2〜14日	飛沫感染 接触感染 プールでの目の結膜からの感染もある．	39℃前後の発熱，咽頭炎（咽頭発赤，咽頭痛），頭痛，食欲不振が3〜7日続く． 眼症状として結膜炎（結膜充血），涙が多くなる，まぶしがる，眼脂．	臨床診断 迅速診断キット（アデノウイルス抗原）	対症療法
流行性角結膜炎（はやり目）	アデノウイルス8，19，37型	2〜14日	接触感染 飛沫感染（流涙や眼脂で汚染された指やタオルから感染することが多い）	流涙，結膜充血，眼脂，耳前リンパ節の腫脹と圧痛を認める． 角膜に傷が残ると，後遺症として視力障害を残す可能性がある．	迅速抗原検査ウイルス分離	対症療法
百日咳	百日咳菌	7〜10日（5〜12日）	鼻咽頭や気道からの分泌物による飛沫感染，接触感染	感冒様症状からはじまる．しだいに咳が強くなり，1〜2週で特有な咳発作になる（コンコンと咳き込んだあとにヒューという笛を吹くような音を立て息を吸う）． 咳は夜間に悪化する．合併症がないかぎり，発熱はない．《合併症》肺炎，脳症	臨床診断 確定のための血液での抗体検査はとくにワクチン接種者の場合評価がむずかしい．	除菌にはマクロライド系抗菌薬（エリスロマイシン14日間）
腸管出血性大腸菌感染症	腸管出血性大腸菌（ベロ毒素を産生する大腸菌）O157，O26，O111等	10時間〜6日．O157は3〜4日（1〜8日）	経口感染 接触感染 生肉（とくに牛肉），水，生牛乳，野菜等を介して経口感染する．患者や保菌者の便からの二次感染もある．	激しい腹痛，頻回の水様便，さらに血便．発熱は軽度．《合併症》溶血性尿毒症候群，脳症（3歳以下での発症が多い）	便培養	脱水の治療（水分補給・補液） 抗菌薬療法（慎重に利用）
急性出血性結膜炎	エンテロウイルス	1〜3日	飛沫感染 接触感染 経口（糞口）感染	急性結膜炎で結膜出血が特徴	臨床診断	対症療法

予防方法	感染期間	登園の目安	保育所において留意すべき事項
ワクチンなし	咽頭から2週間，糞便から数週間排泄される（急性期の最初の数日が最も感染性あり）．	おもな症状（発熱，咽頭発赤，眼の充血）が消失してから2日を経過するまで．	・発生は年間を通じてあるが，夏季に流行がみられる． ・手袋や手洗い等の接触感染予防，タオルの共用は避ける． ・プールの塩素消毒とおしりの洗浄． ・プールでのみ感染するものではないが，状況によってはプールを一時的に閉鎖する． ・感染者は気道，糞便，結膜等からウイルスを排泄しているため，おむつの取り扱いに注意（治ったあとも便のなかにウイルスが30日間程度排出される）． ・職員の手を介して感染が広がらないように，とくにおむつ交換後の流水・石けんによる手洗いは厳重に行う．
ワクチンなし	発症後2週間．	医師において感染のおそれがないと認められるまで（結膜炎の症状が消失してから）．	・集団発生することがある． ・手洗い励行，洗面具やタオルの共用をしない． ・ウイルスは1か月ほど排泄されるので，登園してからも手洗いを励行する．
生後3か月になったらDPT-不活化ポリオ（IPV）4種混合ワクチンを定期接種．発症者の家族や濃厚接触者にはエリスロマイシンの予防投与をする場合もある．	感染力は感染初期（咳が出現してから2週間以内）が最も強い．抗菌薬を投与しないと約3週間排菌が続く．抗菌薬治療開始後7日で感染力はなくなる．	特有な咳が消失するまで，または5日間の適正な抗菌性物質製剤による治療を終了するまで．	・咳が出ている子どもにはマスクの着用をうながす． ・生後6か月以内，とくに早産児とワクチン未接種者の百日咳は，合併症の発現率や致死率が高いのでとくに注意する． ・成人の長引く咳の一部が百日咳である．小児のような特徴的な咳発作がないので注意する． ・乳児期早期では典型的な症状は出現せず，無呼吸発作からチアノーゼ，けいれん，呼吸停止となることがある．
食品の十分な加熱，手洗いの徹底	便中に菌が排泄されている間．	医師により感染のおそれがないと認められるまで．	・衛生的な食材の取り扱いと十分な加熱調理． ・接触感染対策としての手洗いの励行． ・プールで集団発生が起こることがある．低年齢児の簡易プールには十分注意する（塩素消毒基準を厳守する）． ・乳幼児では重症化しやすい． ・患者発生時にはすみやかに保健所に届け，保健所の指示に従い消毒を徹底する． ・乏尿や出血傾向，意識障害は，溶血性尿毒症候群の合併を示唆するのですみやかに医療機関を受診する． ・無症状病原体保有者の場合，排泄習慣が確立している5歳以上の小児は出席停止の必要はない．
眼脂，分泌物に触れない．	ウイルス排出は呼吸器から1～2週間，便からは数週間～数か月．	医師において感染のおそれがないと認められるまで．	・洗面具やタオルの共用を避ける． ・ウイルスは1か月程度，便中に排出されるので登園しても手洗いを励行する．

感染症名	病原体	潜伏期間	感染経路	症　状	診　断	治療方法
侵襲性髄膜炎菌感染症	髄膜炎菌	4日以内	飛沫感染 接触感染	発熱，頭痛，嘔吐 急速に重症化する場合がある．	分離・同定による病原体の検出，PCR法による病原体の遺伝子の検出	抗菌薬による治療
溶連菌感染症	A群溶血性レンサ球菌	2～5日 膿痂しん（とびひ）では7～10日	飛沫感染 接触感染 食品を介しての経口感染	上気道感染では突然の発熱，咽頭痛を発症，しばしば嘔吐を伴う．ときに掻痒感のある粟粒大の発しんが出現する．感染後数週間してリウマチ熱や急性糸球体腎炎を合併することがある．	抗原の検出，細菌培養，血清学的診断	抗菌薬の内服（ペニシリン等10日間）．症状がおさまっても決められた期間抗菌薬を飲み続ける．
マイコプラズマ肺炎	肺炎マイコプラズマ	2～3週間 （1～4週間）	飛沫感染 症状がある間がピークだが保菌は数週間から数か月持続する．	咳，発熱，頭痛などのかぜ症状がゆっくりと進行し，とくに咳は徐々に激しくなる．しつこい咳が3～4週間持続する場合もある． 中耳炎，鼓膜炎，発疹を伴うこともあり重症例では呼吸困難になることもある．	血清学的診断 マイコプラズマ特異的IgM抗体の検出等	抗菌薬療法 幼児にはマクロライド系が第1選択であるが，近年マクロライド系抗菌薬耐性のマイコプラズマが増加．
手足口病	エンテロウイルス71型，コクサッキーウイルスA16, A6, A10型等	3～6日	飛沫感染 糞口(経口)感染 接触感染	水疱性の発しんが口腔粘膜および四肢末端（手掌，足底，足背）に現れる．水疱は痂皮形成せずに治癒する場合が多い．発熱は軽度である．口内炎がひどくて，食事がとれないことがある．	臨床的診断	対症療法
伝染性紅斑（りんご病）	ヒトパルボウイルスB19	4～14日 （～21日）	飛沫感染	軽いかぜ症状を示したあと，頬が赤くなったり手足に網目状の紅斑が出現する．発しんが治っても，直射日光にあたったり，入浴すると発しんが再発することがある．まれに妊婦の罹患により流産や胎児水腫が起こることがある．《合併症》関節炎，溶血性貧血，紫斑病	臨床的診断 血清学的診断	対症療法

予防方法	感染期間	登園の目安	保育所において留意すべき事項
2歳以上で髄膜炎菌ワクチン（任意接種）	有効な治療を開始して24時間経過するまでは感染源となる.	医師において感染のおそれがないと認められるまで.	・乳幼児期から思春期によく発生する. ・患者と接触した人，唾液の接触があった人，しばしば寝食をともにした人は，24時間以内に抗菌薬の予防投与を受けることが推奨される.
発病していない者に予防的に抗菌薬を内服させることは推奨されない.	抗菌薬内服後24時間が経過するまで.	抗菌薬内服後24〜48時間経過していること．ただし，治療の継続は必要.	・乳幼児では，咽頭に特異的な変化を認めることは少ない. ・膿痂しんは水疱からはじまり，膿疱，痂疱へと進む. ・子どもに多くみられるが，成人に感染することもある. ・手洗いなどの一般的な予防法を実施する.
ワクチンなし	臨床症状発現時がピークで，その後4〜6週間続く.	発熱や激しい咳がおさまっていること（症状が改善し全身状態がよいこと）.	・肺炎は，学童期，青年期に多いが，乳幼児では典型的な経過をとらない. ・咳エチケットの励行などの一般的な予防法を実施する.
ワクチンなし	唾液へのウイルスの排泄は通常1週間未満. 糞便への排泄は発症から数週間持続する.	発熱がなく（解熱後1日以上経過し），普段の食事ができること. 流行の阻止を狙っての登園停止はウイルスの排出期間も長く，現実的ではない.	・夏季（7月がピーク）に流行する. ・ウイルスは，回復後も呼吸器から1〜2週間，糞便から2〜4週間にわたって排泄されるので，おむつ等の排泄物の取り扱いに注意する. ・遊具は個人別にする. ・手洗いを励行する. ・エンテロウイルスは無菌性髄膜炎の原因の90％を占め，まれに脳炎を伴った重症になることがある. ・コクサッキーA6型の手足口病では，爪が剥離する症状があとでみられることがある.
ワクチンなし	かぜ症状発現から顔に発しんが出現するまで.	発しんが出現したころにはすでに感染力は消失しているので，全身状態がよいこと.	・幼児，学童期に好発する. ・保育所で流行中は，妊婦への感染を防止することが重要であり，送迎等をなるべく避けるか，マスクを装着する. ・発症前に最も感染力が強いので対策がむずかしい疾患である. ・日常的に咳エチケットや手洗いの励行などの一般的な予防法を実施する.

資料編 ● おもな感染症一覧　119

感染症名	病原体	潜伏期間	感染経路	症　状	診　断	治療方法
ウイルス性胃腸炎（ロタウイルス感染症・ノロウイルス感染症）	ロタウイルス，ノロウイルス	ロタウイルスは1〜3日 ノロウイルスは12〜48時間	経口（糞口）感染，接触感染 食品媒介感染 嘔吐物の感染力は高く，乾燥しエアロゾル化した嘔吐物から空気感染もある.	嘔気／嘔吐，下痢（乳幼児は，黄色より白色調であることが多い）. 発熱 《合併症》脱水，けいれん，脳症，肝炎	ロタウイルスは便の迅速抗原検査，ノロウイルスは迅速抗原検査遺伝子検査.	対症療法 脱水に対する治療（水分・電解質の補給），制吐剤，整腸剤
ヘルパンギーナ	コクサッキーウイルスA群	3〜6日	飛沫感染 接触感染 糞口（経口）感染	突然の高熱（1〜3日続く），咽頭痛，口蓋垂付近に水疱疹や潰瘍形成. 咽頭痛がひどく食事，飲水ができないことがある. 《合併症》熱性けいれん，脱水症	臨床的診断	対症療法
RSウイルス感染症	RSウイルス	4〜6日（2〜8日）	飛沫感染 接触感染 環境表面でかなり長い時間生存できる.	発熱，鼻汁，咳嗽，喘鳴，呼吸困難 《合併症》乳児期早期では細気管支炎，肺炎で入院が必要となる場合が多い. 生涯にわたって感染と発病を繰り返す感染症であるが，とくに乳児期の初感染では呼吸状態の悪化によって重症化することが少なくない.	抗原迅速診断キット 鼻汁中からRSウイルス抗原の検出	対症療法 重症例には酸素投与，補液，呼吸管理
帯状疱しん	神経節に潜伏していた水痘・帯状疱しんウイルス（VZV）の再活性化による.	不定	接触感染（水疱が形成されている間は感染力が強い）	小水疱が神経の支配領域に沿った形で片側性に現れる.正中を超えない. 神経痛，刺激感を訴える，小児では搔痒を訴える場合が多い. 小児期に帯状疱しんになった子どもは胎児期や1歳未満の低年齢での水痘罹患例が多い.	臨床的診断	抗ウイルス薬（アシクロビル等）

予防方法	感染期間	登園の目安	保育所において留意すべき事項
ロタウイルスに対してはワクチンがある.	症状のある時期がおもなウイルス排泄期間.	嘔吐・下痢等の症状がおさまり,普段の食事ができること.	・冬に流行する乳幼児の胃腸炎はほとんどがウイルス性である. ・ロタウイルスは3歳未満の乳幼児が中心で,ノロウイルスはすべての年齢層で患者がみられる. ・ウイルス量が少量でも感染するので,集団発生に注意する. ・症状が消失したあともウイルスの排泄は2〜3週間ほど続くので,便とおむつの取り扱いに注意する. ・ノロウイルス感染症では嘔吐物にもウイルスが含まれる.嘔吐物の適切な処理が重要である. ・食器等は,熱湯(1分以上)や0.05〜0.1％次亜塩素酸ナトリウムを用いて洗浄. ・食品は85℃,1分以上の加熱が有効.
ワクチンなし	唾液へのウイルスの排泄は通常1週間未満. 糞便への排泄は発症から数週間持続する.	発熱がなく(解熱後1日以上経過し),普段の食事ができること.	・1〜4歳児に好発. ・6〜8月にかけて多発する. ・ウイルスは,回復後も呼吸器から1〜2週間,糞便から2〜4週間にわたって排泄されるので,おむつ等の排泄物の取り扱いに注意する.
ハイリスク児にはRSウイルスに対するモノクロナール抗体(パリビズマブ)を流行期に定期的に注射し,発症予防と軽症化をはかる.	通常3〜8日間(乳児では3〜4週)	重篤な呼吸器症状が消失し全身状態がよいこと.	・毎年冬季に流行する.9月ごろから流行し,初春まで続くとされてきたが,近年では夏季より流行がはじまるようになってきている. ・非常に感染力が強く,施設内感染に注意が必要. ・生後6か月未満の児は重症化しやすい. ・ハイリスク児(早産児,先天性心疾患,慢性肺疾患を有する児)では重症化する. ・一度の感染では終生免疫を獲得できず再感染する. ・年長児や成人の感染者は,症状は軽くても感染源となり得る.保育所職員もかぜ症状のある場合には,分泌物の処理に気をつけ,手洗いをこまめに行う. ・とくに0・1歳児クラスでは,発症した園児から感染した職員が,自分が感染しているとの自覚がないままにほかの園児に感染を広げてしまう可能性が高いと考えられるため,園内で患者が発生している場合は0歳児クラス,1歳児クラスの職員は勤務時間中はマスクの装着を厳守して咳エチケットに努め,また手洗い等の手指衛生を徹底する.
細胞性免疫を高める作用あり(水痘ワクチン). 帯状疱しんの予防は効果作用に含まれていないため現在臨床治験中.	すべての発しんが痂皮化するまで.	すべての発しんが痂皮化するまで.	・水痘に対して免疫のない子どもが帯状疱しんの患者に接触すると,水痘を発症する. ・保育所職員は発しんがすべて痂皮化するまで保育を控える. ・妊婦への感染防止も重要であるため,妊婦はなるべく患児に近づかないようにする

資料編 ● おもな感染症一覧　121

感染症名	病原体	潜伏期間	感染経路	症　状	診　断	治療方法
突発性発しん	ヒトヘルペスウイルス6および7型	9〜10日	飛沫感染 経口感染 接触感染	38℃以上の高熱（生まれてはじめての高熱である場合が多い）が3〜4日間続いたあと，解熱とともに体幹部を中心に鮮紅色の発しんが出現する．軟便になることがある．咳や鼻汁は少なく，発熱のわりに機嫌がよく，哺乳もできることが多い． 《合併症》熱性けいれん，脳炎，肝炎，血小板減少性紫斑病等	臨床的診断	対症療法
アタマジラミ症	アタマジラミ	10〜30日卵は7日間でふ化する	接触感染（頭髪から頭髪への直接接触，衣服や帽子，くし，寝具を介する感染）	小児では多くが無症状であるが，吸血部分にかゆみを訴えることがある．	頭髪のなかに虫体を確認するか，毛髪に付着している卵をみつける．卵はフケと間違われることもあるが，フケと違って容易には動かない．	駆除薬（スミスリンパウダー）の使用．駆除薬は卵には効果が弱いため，孵化期間を考慮して3〜4日おきに3〜4回繰り返す．
疥癬（かいせん）	ヒゼンダニ（雌成虫は0.4mm）	約1か月	ヒトからヒトに感染する．直接的な接触が比較的長時間あった場合に感染することがある．	かゆみの強い発しん（丘しん，水疱，膿疱，結節など），手足には線状の皮しん（疥癬トンネル）もみられる．かゆみは夜間に強くなる．	顕微鏡診断などによるヒゼンダニの検出	外用薬，内服薬
伝染性軟属腫（水いぼ）	伝染性軟属腫ウイルス（いぼの白い内容物中にウイルスがいる）	2〜7週間ときに6か月まで	接触感染皮膚の接触やタオル等を介して感染．	直径1〜3mmの半球状丘しんで，表面は平滑で中心が凹んでいる．四肢，体幹等に数個〜数十個が集まってみられることが多い．自然治癒もあるが，数か月かかる場合がある．自然消失を待つあいだにほかへ伝播することが多い．アトピー性皮膚炎等，皮膚に病変があると感染しやすい．	臨床診断 特徴的な皮疹より診断可能．	自然消失を待つかあるいは摘除を行うか議論が残る．摘除は最も確実で簡便な方法であるが，子どもには恐怖と疼痛を伴う．

予防方法	感染期間	登園の目安	保育所において留意すべき事項
驚異的な予防方法は確立されていない.ワクチンなし	感染力は弱いが，発熱中は感染力がある.	解熱後1日以上経過し，全身状態がよいこと.	・生後6〜24か月の子どもが罹患することが多い. ・なかには2回罹患する子どももいる．1回目はヒトヘルペスウイルス6，2回目はヒトヘルペスウイルス7が原因の突発性発しんが多い. ・施設内で通常流行することはない. ・既感染者の唾液からウイルスが検出される. ・日常的に手洗いの励行などの一般的な予防法を実施する.
シャンプーを使い毎日洗髪する.タオル，くし，帽子などの共用を避け，衣類，シーツ，枕カバー等を熱湯（55℃，10分間で死滅）で洗う．または熱処理（アイロン，クリーニング）.	産卵から最初の若虫が孵化するまでの期間は10日〜14日である.	駆除を開始していること.	・保育施設では頭を近づけ遊ぶことが多く，午睡など伝播の機会が多い. ・家族内でも伝播する．家族同時に駆除することが重要. ・地域での流行状況を把握する.
手洗いの励行 下着などは毎日交換する		治療を開始していれば，プールに入ってもかまわない.	・日常的に手洗いの励行などの一般的な予防法を実施する. ・地域での流行状況を把握し，情報を保育者と保護者が共有する. ・医療機関受診の際に，保護者から，保育所での流行を伝えてもらうとよい.
直接接触を避ける.ワクチンなし	不明	掻きこわし傷から滲出液が出ているときはばんそうこうなどで覆うこと.	・幼児期に好発する. ・プールや浴槽内の水を介して感染はしないが，ビート板や浮き輪，タオル等の共用は避ける．プールのあとはシャワーでからだをよく流す. ・掻きこわさないよう気をつける. ・いぼを衣類，包帯，耐水性ばんそうこうなどで覆い，ほかの子どもへの感染を防ぐ.

資料編 ● おもな感染症一覧 123

感染症名	病原体	潜伏期間	感染経路	症　状	診　断	治療方法
伝染性膿痂しん（とびひ）	黄色ブドウ球菌耐性菌（MRSA）が増加している，A群溶血性レンサ球菌	2〜10日長期の場合もある	接触感染	湿疹や虫刺され痕を掻爬した部に細菌感染を起こし，びらんや水疱病変を形成する．掻痒感を伴い，病巣は擦過部に広がる．アトピー性皮膚炎がある場合には重症になることがある．	臨床的診断	経口抗菌薬と外用薬が処方されることがある．
B型肝炎	B型肝炎ウイルス（HBV）	急性感染では45〜160日（平均90日）	血液のなかにウイルスが含まれる．感染者の血液が皮膚や粘膜にできた傷から体内に入ることで感染が起きる．唾液，涙，汗，尿などにもウイルスが存在し，感染源となりうる．	ウイルスが肝臓に感染し，炎症を起こす．急性肝炎と慢性肝炎がある．0歳児が感染した場合，約9割がHBVキャリアとなる．キャリア化しても85〜90％は治療の必要はないが，残りの多くが思春期以降に慢性肝炎を発症し，その一部は肝硬変や肝がんに進展する可能性がある．	臨床的診断血液検査，HBs抗原，HBe抗体等が用いられる．	インターフェロンと核酸アナログ
新型コロナウイルス感染症	新型コロナウイルス（COVID-19）	1〜14日（平均5〜6日）	飛沫感染接触感染	発熱，咳，倦怠感，頭痛，のどの痛み等，初期症状は風邪と似ているが，味覚や嗅覚の消失，呼吸困難を伴うこともある．	病原体診断核酸検出検査，抗原検査等が用いられる．	抗ウイルス薬

予防方法	感染期間	登園の目安	保育所において留意すべき事項
皮膚の清潔保持	効果的治療開始後24時間まで.	皮しんが乾燥しているか,湿潤部位が被覆できる程度のものであること.	・夏に好発する. ・子どもの爪は短く切り,掻爬による感染の拡大を防ぐ. ・手指を介して原因菌が周囲に拡大するため,十分に手を洗う習慣をつける. ・湿潤部位はガーゼで被覆し,ほかの子どもが接触しないようにする.皮膚の接触が多い集団保育では,浸出液の多い時期には出席を控えるほうが望ましい. ・市販の絆創膏は浸出液の吸収が不十分なうえに同部の皮膚にかゆみを生じ,感染を拡大することがある. ・治癒するまではプールは禁止する. ・感染拡大予防法として,炎症症状の強い場合や化膿した部位が広い場合は傷に直接さわらないよう指導する.
B型肝炎ワクチン（HBワクチン）の定期接種		医師に感染拡大をさせるおそれがないと診断されてから.	・職員も,任意接種としてHBワクチンの接種を受けておく. ・血液や体液に直接接触しないような注意（標準予防策）を講じる. ・出血した傷,鼻血,吐物,排泄物,痰,鼻水,唾液など体液が付着したものは,ビニールの使い捨て手袋を使用して触れないようにし,ビニール袋に包んで捨てる. ・吐物,血液,排泄物で汚れた衣類や家具,床は50～60倍に希釈した塩素系漂白剤,または熱湯で消毒する.
密閉空間,密集場所,密接場面を避け,外出時はマスクを着用し,手指を消毒する. ワクチン接種	発症2日前から発症後10日程度.	発熱や咳がおさまり,医師の治癒証明書や再登園報告書が提出可能となった日から. （各自治体の基準を参照すること）	・石けんを用いた流水による手洗い,消毒用アルコールを用いた手指の消毒を励行する. ・机やドアノブ等の消毒,定期的な換気を行う. ・子どもの同居者が感染した場合には,速やかに保育所に連絡してもらい,濃厚接触した子どもには2週間程度登園を自粛してもらう. （各自治体の基準を参照すること）

資料編 ● おもな感染症一覧　125

教育・保育施設等における事故防止及び事故発生時の対応のためのガイドライン

【事故防止のための取り組み】　　　　～施設・事業者向け～

（平成27年度教育・保育施設の事故防止のためのガイドライン等に関する調査研究事業検討委員会）

2016（平成28）年3月

はじめに

　教育・保育施設や認可外保育施設等における子どもの死亡事故などの重大事故は，残念ながら毎年発生しています．

　日々の教育・保育においては，乳幼児の主体的な活動を尊重し，支援する必要があり，子どもが成長していく過程で怪我が一切発生しないことは現実的には考えにくいものです．そうした中で，施設・事業所における事故（以下「事故」といいます．），特に，死亡や重篤な事故とならないよう予防と事故後の適切な対応を行うことが重要です．

　今回お示しする「教育・保育施設等における事故防止及び事故発生時の対応のためのガイドライン（以下「ガイドライン」といいます．）」は，死亡や重篤な事故への対応を念頭に置いています．

　平成27年4月に施行された子ども・子育て支援新制度においては，「特定教育・保育施設及び特定地域型保育事業の運営に関する基準」（平成26年内閣府令第39号）第32条第1項第1号及び第50条の規定において，特定教育・保育施設及び特定地域型保育事業者は，事故が発生した場合の対応等が記載された事故発生防止のための指針を整備することとされています．

　これを踏まえ，特定教育・保育施設及び特定地域型保育事業，さらには認可外保育施設・事業も含め，施設・事業者，地方自治体が，それぞれの実情に応じて体制整備や教育・保育等を実施していくに当たって参考としていくものとして，このガイドラインを作成しました．ガイドラインに書かれている内容は，技術的な助言に相当するものです．

　各施設・事業者，地方自治体においては，このガイドラインを参考として，それぞれの実情に応じて，具体的な指針等を策定し，教育・保育等を実施することが必要です．

　このガイドラインは，事故の発生防止等のための取組みの第1歩となるものです．今後，実際に施設・事業者，地方自治体が運用していく状況を踏まえ，引き続き見直しを行うべきものと考えています．

（注1）このガイドラインが念頭に置いている対象施設・事業は，特定教育・保育施設（確認を受けた認定こども園，幼稚園，保育所），特定地域型保育事業（小規模保育，家庭的保育，居宅訪問型保育，事業所内保育），地域子ども・子育て支援事業（子どもを預かる事業に限る．一時預かり事業，延長保育事業，病児保育事業），認可外保育施設及び認可外の居宅訪問型保育事業です．

（注2）このガイドラインにおける「死亡事故等の重大事故」とは，死亡事故（SIDS（Sudden Infant Death Syndrome：乳幼児突然死症候群）や死因不明とされた事例も含む．）に加え，都道府県又は市町村において検証が必要と判断した事例（例えば，意識不明等）のことをいいます．

※本ガイドラインは，「平成27年度教育・保育施設等の事故防止のためのガイドライン等に関する調査研究事業検討委員会」により作成されたものです

1 事故の発生防止（予防）のための取組み

（1）安全な教育・保育環境を確保するための配慮点等

　安全な教育・保育環境を確保するため，子どもの年齢（発達とそれに伴う危険等），場所（保育室，園庭，トイレ，廊下などにおける危険等），活動内容（遊具遊びや活動に伴う危険等）に留意し，事故の発生防止に取り組む．特に，以下の①で示すア～オの場面（睡眠中，プール活動・水遊び中，食事中等の場面）については，重大事故が発生しやすいため注意事項を踏まえて対応する．

① 重大事故が発生しやすい場面ごとの注意事項について

ア　睡眠中

●乳児の窒息リスクの除去

　以下の点を含む乳児の窒息リスクの除去を，睡眠前及び睡眠中に行う．

Point　窒息リスクの除去の方法

・医学的な理由で医師からうつぶせ寝をすすめられている場合以外は，乳児の顔が見える仰向けに寝かせることが重要．何よりも，一人にしないこと，寝かせ方に配慮を行うこと，安全な睡眠環境を整えることは，窒息や誤飲，けがなどの事故を未然に防ぐことにつながる．

・やわらかい布団やぬいぐるみ等を使用しない．

・ヒモ，またはヒモ状のもの（例：よだれかけのヒモ，ふとんカバーの内側のヒモ，ベッドまわりのコード等）を置かない．

・口の中に異物がないか確認する．

・ミルクや食べたもの等の嘔吐物がないか確認する．

・子どもの数，職員の数に合わせ，定期的に子どもの呼吸・体位，睡眠状態を点検すること等により，呼吸停止等の異常が発生した場合の早期発見，重大事故の予防のための工夫をする．

※他にも窒息のリスクがあることに気づいた場合には，留意点として記録し，施設・事業所内で共有する．

イ　プール活動・水遊び

●プール活動・水遊びを行う場合は，監視体制の空白が生じないように専ら監視を行う者とプール指導等を行う者を分けて配置し，また，その役割分担を明確にする．

●事故を未然に防止するため，プール活動に関わる職員に対して，子どものプール活動・水遊びの監視を行う際に見落としがちなリスクや注意すべきポイントについて事前教育を十分に行う．

●施設・事業者は，職員等に対し，心肺蘇生法を始めとした応急手当等及び119番通報を含めた緊急事態への対応について教育の場を設け，緊急時の体制を整理し共有しておくとともに，緊急時にこれらの知識や技術を活用することができるように日常において実践的な訓練を行う．

資料編 ● 教育・保育施設等における事故防止及び事故発生時の対応のためのガイドライン　　127

> **Point** プール活動・水遊びの際に注意すべきポイント
>
> ・監視者は監視に専念する.
> ・監視エリア全域をくまなく監視する.
> ・動かない子どもや不自然な動きをしている子どもを見つける.
> ・規則的に目線を動かしながら監視する.
> ・十分な監視体制の確保ができない場合については，プール活動の中止も選択肢とする.
> ・時間的余裕をもってプール活動を行う.　　　　等

ウ　誤嚥（食事中）

●職員は，子どもの食事に関する情報（咀嚼・嚥下機能や食行動の発達状況，喫食状況）について共有する．また，食事の前には，保護者から聞き取った内容も含めた当日の子どもの健康状態等について情報を共有する.

●子どもの年齢月齢によらず，普段食べている食材が窒息につながる可能性があることを認識して，食事の介助及び観察をする.

●食事の介助をする際の注意としては，以下のことなどが挙げられる.

> **Point** 食事の介助をする際に注意すべきポイント
>
> ・ゆっくり落ち着いて食べることができるよう子どもの意志に合ったタイミングで与える.
> ・子どもの口に合った量で与える（一回で多くの量を詰めすぎない）.
> ・食べ物を飲み込んだことを確認する（口の中に残っていないか注意する）.
> ・汁物などの水分を適切に与える.
> ・食事の提供中に驚かせない.
> ・食事中に眠くなっていないか注意する.
> ・正しく座っているか注意する.

●食事中に誤嚥が発生した場合，迅速な気付きと観察，救急対応が不可欠であることに留意し，施設・事業者の状況に応じた方法で，子ども（特に乳児）の食事の様子を観察する．特に食べている時には継続的に観察する.

●過去に，誤嚥，窒息などの事故が起きた食材（例：白玉風のだんご，丸のままのミニトマト等）は，誤嚥を引き起こす可能性について保護者に説明し，使用しないことが望ましい.

（エ　誤嚥（玩具，小物等），オ　食物アレルギー　以下，省略）

詳細は内閣府ホームページ
https://www8.cao.go.jp/shoushi/shinseido/meeting/kyouiku_hoiku/pdf/guideline1.pdf

児童福祉施設の設備及び運営に関する基準（抄）

（昭和23年12月29日 厚生省令第63号，最終改正 令和元年7月31日厚生労働省令第32号）

第一章　総則

（最低基準の目的）

第2条　児童福祉法（以下「法」という．）第45条第1項の規定により都道府県が条例で定める基準（以下「最低基準」という．）は，都道府県知事の監督に属する児童福祉施設に入所している者が，明るくて，衛生的な環境において，素養があり，かつ，適切な訓練を受けた職員の指導により，心身ともに健やかにして，社会に適応するように育成されることを保障するものとする．

（最低基準と児童福祉施設）

第4条　児童福祉施設は，最低基準を超えて，常に，その設備及び運営を向上させなければならない．

2　最低基準を超えて，設備を有し，又は運営をしている児童福祉施設においては，最低基準を理由として，その設備又は運営を低下させてはならない．

（児童福祉施設の一般原則）

第5条　児童福祉施設は，入所している者の人権に十分配慮するとともに，一人一人の人格を尊重して，その運営を行わなければならない．

2　児童福祉施設は，地域社会との交流及び連携を図り，児童の保護者及び地域社会に対し，当該児童福祉施設の運営の内容を適切に説明するよう努めなければならない．

3　児童福祉施設は，その運営の内容について，自ら評価を行い，その結果を公表するよう努めなければならない．

4　児童福祉施設には，法に定めるそれぞれの施設の目的を達成するために必要な設備を設けなければならない．

5　児童福祉施設の構造設備は，採光，換気等入所している者の保健衛生及びこれらの者に対する危害防止に十分な考慮を払って設けられなければならない．

（児童福祉施設と非常災害）

第6条　児童福祉施設においては，軽便消火器等の消火用具，非常口その他非常災害に必要な設備を設けるとともに，非常災害に対する具体的計画を立て，これに対する不断の注意と訓練をするように努めなければならない．

2　前項の訓練のうち，避難及び消火に対する訓練は，少なくとも毎月1回は，これを行わなければならない．

（入所した者を平等に取り扱う原則）

第9条　児童福祉施設においては，入所している者の国籍，信条，社会的身分又は入所に要する費用を負担するか否かによって，差別的取扱いをしてはならない．

（虐待等の禁止）

第9条の2　児童福祉施設の職員は，入所中の児童に対し，法第33条の10各号に掲げる行為その他当該児童の心身に有害な影響を与える行為をしてはならない．

（衛生管理等）

第10条　児童福祉施設に入所している者の使用する設備，食器等又は飲用に供する水については，衛生的な管理に努め，又は衛生上必要な措置を講じなければならない．

2　児童福祉施設は，当該児童福祉施設において感染症又は食中毒が発生し，又はまん延しないように必要な措

置を講ずるよう努めなければならない.

3 児童福祉施設（助産施設，保育所及び児童厚生施設を除く.）においては，入所している者の希望等を勘案し，清潔を維持することができるよう適切に，入所している者を入浴させ，又は清拭しなければならない.

4 児童福祉施設には，必要な医薬品その他の医療品を備えるとともに，それらの管理を適正に行わなければならない.

（食事）

第11条 児童福祉施設（助産施設を除く. 以下この項において同じ.）において，入所している者に食事を提供するときは，当該児童福祉施設内で調理する方法（第8条の規定により，当該児童福祉施設の調理室を兼ねている他の社会福祉施設の調理室において調理する方法を含む.）により行わなければならない.

2 児童福祉施設において，入所している者に食事を提供するときは，その献立は，できる限り，変化に富み，入所している者の健全な発育に必要な栄養量を含有するものでなければならない.

3 食事は，前項の規定によるほか，食品の種類及び調理方法について栄養並びに入所している者の身体的状況及び嗜好を考慮したものでなければならない.

4 調理は，あらかじめ作成された献立に従って行わなければならない. ただし，少数の児童を対象として家庭的な環境の下で調理するときは，この限りでない.

5 児童福祉施設は，児童の健康な生活の基本としての食を営む力の育成に努めなければならない.

（入所した者及び職員の健康診断）

第12条 児童福祉施設（児童厚生施設及び児童家庭支援センターを除く. 第4項を除き，以下この条において同じ.）の長は，入所した者に対し，入所時の健康診断，少なくとも1年に2回の定期健康診断及び臨時の健康診断を，学校保健安全法（昭和33年法律第56号）に規定する健康診断に準じて行わなければならない.

2 児童福祉施設の長は，前項の規定にかかわらず，次の表の上欄に掲げる健康診断が行われた場合であって，当該健康診断がそれぞれ同表の下欄に掲げる健康診断の全部又は一部に相当すると認められるときは，同欄に掲げる健康診断の全部又は一部を行わないことができる. この場合において，児童福祉施設の長は，それぞれ同表の上欄に掲げる健康診断の結果を把握しなければならない.

児童相談所等における児童の入所前の健康診断	入所した児童に対する入所時の健康診断
児童が通学する学校における健康診断	定期の健康診断又は臨時の健康診断

3 第1項の健康診断をした医師は，その結果必要な事項を母子健康手帳又は入所した者の健康を記録する表に記入するとともに，必要に応じ入所の措置又は助産の実施，母子保護の実施若しくは保育の提供若しくは法24条第5項若しくは第6項の規定による措置を解除又は停止する等必要な手続をとることを，児童福祉施設の長に勧告しなければならない.

4 児童福祉施設の職員の健康診断に当たっては，特に入所している者の食事を調理する者につき，綿密な注意を払わなければならない.

第三章 乳児院

（設備の基準）

第19条 乳児院（乳児又は幼児（以下「乳幼児」という.）10人未満を入所させる乳児院を除く.）の設備の基準は，次のとおりとする.

一 寝室，観察室，診察室，病室，ほふく室，相談室，調理室，浴室及び便所を設けること.

二 寝室の面積は，乳幼児1人につき2.47平方メートル以上であること.

三 観察室の面積は，乳児1人につき1.65平方メートル以上であること.

第 20 条　乳幼児 10 人未満を入所させる乳児院の設備の基準は，次のとおりとする.
　一　乳幼児の養育のための専用の室及び相談室を設けること.
　二　乳幼児の養育のための専用の室の面積は，一室につき 9.91 平方メートル以上とし，乳幼児 1 人につき 2.47 平方メートル以上であること.

（職員）
第 21 条　乳児院（乳幼児 10 人未満を入所させる乳児院を除く.）には，小児科の診療に相当の経験を有する医師又は嘱託医，看護師，個別対応職員，家庭支援専門相談員，栄養士及び調理員を置かなければならない. ただし，調理業務の全部を委託する施設にあっては調理員を置かないことができる.
2　家庭支援専門相談員は，社会福祉士若しくは精神保健福祉士の資格を有する者，乳児院において乳幼児の養育に 5 年以上従事した者又は法第 13 条第 3 項各号のいずれかに該当する者でなければならない.
3　心理療法を行う必要があると認められる乳幼児又はその保護者 10 人以上に心理療法を行う場合には，心理療法担当職員を置かなければならない.
4　心理療法担当職員は，学校教育法（昭和 22 年法律第 26 号）の規定による大学の学部で，心理学を専修する学科若しくはこれに相当する課程を修めて卒業した者であって，個人及び集団心理療法の技術を有するもの又はこれと同等以上の能力を有すると認められる者でなければならない.
5　看護師の数は，乳児及び満 2 歳に満たない幼児おおむね 1.6 人につき 1 人以上，満 2 歳以上満 3 歳に満たない幼児おおむね 2 人につき 1 人以上，満 3 歳以上の幼児おおむね 4 人につき 1 人以上（これらの合計数が 7 人未満であるときは，7 人以上）とする.
6　看護師は，保育士（国家戦略特別区域法（平成 25 年法律第 107 号. 以下「特区法」という.）第 12 条の 4 第 5 項 に規定する事業実施区域内にある乳児院にあっては，保育士又は当該事業実施区域に係る国家戦略特別区域限定保育士. 次項及び次条第 2 項において同じ.）又は児童指導員（児童の生活指導を行う者をいう. 以下同じ.）をもってこれに代えることができる. ただし，乳幼児 10 人の乳児院には 2 人以上，乳幼児が 10 人を超える場合は，おおむね 10 人増すごとに 1 人以上看護師を置かなければならない.
7　前項に規定する保育士のほか，乳幼児 20 人以下を入所させる施設には，保育士を 1 人以上置かなければならない.
第 22 条　乳幼児 10 人未満を入所させる乳児院には，嘱託医，看護師，家庭支援専門相談員及び調理員又はこれに代わるべき者を置かなければならない.
2　看護師の数は，7 人以上とする. ただし，その 1 人を除き，保育士又は児童指導員をもってこれに代えることができる.

（乳児院の長の資格等）
第 22 条の 2　乳児院の長は，次の各号のいずれかに該当し，かつ，厚生労働大臣が指定する者が行う乳児院の運営に関し必要な知識を習得させるための研修を受けた者であって，人格が高潔で識見が高く，乳児院を適切に運営する能力を有するものでなければならない.
　一　医師であって，小児保健に関して学識経験を有する者
　二　社会福祉士の資格を有する者
　三　乳児院の職員として 3 年以上勤務した者
　四　都道府県知事（指定都市にあっては指定都市の市長とし，児童相談所設置市にあっては児童相談所設置市の市長とする. 第 27 条の 2 第 1 項第四号，第 28 条第一号，第 38 条第 2 項第一号，第 43 条第一号，第 82 条第三号，第 94 条及び第 96 条を除き，以下同じ.）が前各号に掲げる者と同等以上の能力を有すると認める者であって，次に掲げる期間の合計が 3 年以上であるもの又は厚生労働大臣が指定する講習会の課程を修了したもの
　　イ　法第 12 条の 3 第 2 項第 4 号に規定する児童福祉司（以下「児童福祉司」という.）となる資格を有する者にあっては，児童福祉事業（国，都道府県又は市町村の内部組織における児童福祉に関する事務を含む.）に従事した期間

ロ　社会福祉主事となる資格を有する者にあっては，社会福祉事業に従事した期間

ハ　社会福祉施設の職員として勤務した期間（イ又はロに掲げる期間に該当する期間を除く.）

2　乳児院の長は，2年に1回以上，その資質の向上のための厚生労働大臣が指定する者が行う研修を受けなければならない．ただし，やむを得ない理由があるときは，この限りでない．

（養育）

第23条　乳児院における養育は，乳幼児の心身及び社会性の健全な発達を促進し，その人格の形成に資することとなるものでなければならない．

2　養育の内容は，乳幼児の年齢及び発達の段階に応じて必要な授乳，食事，排泄，沐浴，入浴，外気浴，睡眠，遊び及び運動のほか，健康状態の把握，第12条第1項に規定する健康診断及び必要に応じ行う感染症等の予防処置を含むものとする．

3　乳児院における家庭環境の調整は，乳幼児の家庭の状況に応じ，親子関係の再構築等が図られるように行わなければならない．

（乳児の観察）

第24条　乳児院（乳幼児10人未満を入所させる乳児院を除く.）においては，乳児が入所した日から，医師又は嘱託医が適当と認めた期間，これを観察室に入室させ，その心身の状況を観察しなければならない．

（自立支援計画の策定）

第24条の2　乳児院の長は，第23条第1項の目的を達成するため，入所中の個々の乳幼児について，乳幼児やその家庭の状況等を勘案して，その自立を支援するための計画を策定しなければならない．

（業務の質の評価等）

第24条の3　乳児院は，自らその行う法第37条に規定する業務の質の評価を行うとともに，定期的に外部の者による評価を受けて，それらの結果を公表し，常にその改善を図らなければならない．

（関係機関との連携）

第25条　乳児院の長は，児童相談所及び必要に応じ児童家庭支援センター，児童委員，保健所，市町村保健センター等関係機関と密接に連携して乳幼児の養育及び家庭環境の調整に当たらなければならない．

第五章　保育所

（設備の基準）

第32条　保育所の設備の基準は，次のとおりとする．

一　乳児又は満2歳に満たない幼児を入所させる保育所には，乳児室又はほふく室，医務室，調理室及び便所を設けること．

二　乳児室の面積は，乳児又は前号の幼児1人につき1.65平方メートル以上であること．

三　ほふく室の面積は，乳児又は第一号の幼児1人につき3.3平方メートル以上であること．

四　乳児室又はほふく室には，保育に必要な用具を備えること．

五　満2歳以上の幼児を入所させる保育所には，保育室又は遊戯室，屋外遊戯場（保育所の付近にある屋外遊戯場に代わるべき場所を含む．次号において同じ.），調理室及び便所を設けること．

六　保育室又は遊戯室の面積は，前号の幼児1人につき1.98平方メートル以上，屋外遊戯場の面積は，前号の幼児1人につき3.3平方メートル以上であること．

七　保育室又は遊戯室には，保育に必要な用具を備えること．

八　乳児室，ほふく室，保育室又は遊戯室（以下「保育室等」という.）を2階に設ける建物は，次のイ，ロ及びへの要件に，保育室等を3階以上に設ける建物は，次のロからチまでの要件に該当するものであること．

イ　建築基準法（昭和25年法律第201号）第2条第九号の2に規定する耐火建築物又は同条第九号の3に規定する準耐火建築物（同号ロに該当するものを除く.）であること．

ロ　保育室等が設けられている次の表（省略）の上欄に掲げる階に応じ，同表の中欄に掲げる区分ごとに，

それぞれ同表の下欄に掲げる施設又は設備が 1 以上設けられていること.

ハ ロに掲げる施設及び設備が避難上有効な位置に設けられ, かつ, 保育室等の各部分からその一に至る歩行距離が 30 メートル以下となるように設けられていること.

ニ 保育所の調理室（次に掲げる要件のいずれかに該当するものを除く. ニにおいて同じ.）以外の部分と保育所の調理室の部分が建築基準法第 2 条第七号に規定する耐火構造の床若しくは壁又は建築基準法施行令第 112 条第 1 項に規定する特定防火設備で区画されていること. この場合において, 換気, 暖房又は冷房の設備の風道が, 当該床若しくは壁を貫通する部分又はこれに近接する部分に防火上有効にダンパーが設けられていること.

（1） スプリンクラー設備その他これに類するもので自動式のものが設けられていること.

（2） 調理用器具の種類に応じて有効な自動消火装置が設けられ, かつ, 当該調理室の外部への延焼を防止するために必要な措置が講じられていること.

ホ 保育所の壁及び天井の室内に面する部分の仕上げを不燃材料でしていること.

ヘ 保育室等その他乳幼児が出入し, 又は通行する場所に, 乳幼児の転落事故を防止する設備が設けられていること.

ト 非常警報器具又は非常警報設備及び消防機関へ火災を通報する設備が設けられていること.

チ 保育所のカーテン, 敷物, 建具等で可燃性のものについて防炎処理が施されていること.

（保育所の設備の基準の特例）

第 32 条の 2　次の各号に掲げる要件を満たす保育所は, 第 11 条第 1 項の規定にかかわらず, 当該保育所の満 3 歳以上の幼児に対する食事の提供について, 当該保育所外で調理し搬入する方法により行うことができる. この場合において, 当該保育所は, 当該食事の提供について当該方法によることとしてもなお当該保育所において行うことが必要な調理のための加熱, 保存等の調理機能を有する設備を備えるものとする.

一 幼児に対する食事の提供の責任が当該保育所にあり, その管理者が, 衛生面, 栄養面等業務上必要な注意を果たし得るような体制及び調理業務の受託者との契約内容が確保されていること.

二 当該保育所又は他の施設, 保健所, 市町村等の栄養士により, 献立等について栄養の観点からの指導が受けられる体制にある等, 栄養士による必要な配慮が行われること.

三 調理業務の受託者を, 当該保育所における給食の趣旨を十分に認識し, 衛生面, 栄養面等, 調理業務を適切に遂行できる能力を有する者とすること.

四 幼児の年齢及び発達の段階並びに健康状態に応じた食事の提供や, アレルギー, アトピー等への配慮, 必要な栄養素量の給与等, 幼児の食事の内容, 回数及び時機に適切に応じることができること.

五 食を通じた乳幼児の健全育成を図る観点から, 乳幼児の発育及び発達の過程に応じて食に関し配慮すべき事項を定めた食育に関する計画に基づき食事を提供するよう努めること.

（職員）

第 33 条　保育所には, 保育士（特区法第 12 条の 4 第 5 項 に規定する事業実施区域内にある保育所にあっては, 保育士又は当該事業実施区域に係る国家戦略特別区域限定保育士. 次項において同じ.）, 嘱託医及び調理員を置かなければならない. ただし, 調理業務の全部を委託する施設にあっては, 調理員を置かないことができる.

2　保育士の数は, 乳児おおむね 3 人につき 1 人以上, 満 1 歳以上満 3 歳に満たない幼児おおむね 6 人につき 1 人以上, 満 3 歳以上満 4 歳に満たない幼児おおむね 20 人につき 1 人以上, 満 4 歳以上の幼児おおむね 30 人につき 1 人以上とする. ただし, 保育所 1 につき 2 人を下ることはできない.

（保育時間）

第 34 条　保育所における保育時間は, 1 日につき 8 時間を原則とし, その地方における乳幼児の保護者の労働時間その他家庭の状況等を考慮して, 保育所の長がこれを定める.

（保育の内容）

第 35 条　保育所における保育は, 養護及び教育を一体的に行うことをその特性とし, その内容については, 厚

生労働大臣が定める指針に従う.

（保護者との連絡）

第36条　保育所の長は，常に入所している乳幼児の保護者と密接な連絡をとり，保育の内容等につき，その保護者の理解及び協力を得るよう努めなければならない.

（業務の質の評価等）

第36条の2　保育所は，自らその行う法第39条に規定する業務の質の評価を行い，常にその改善を図らなければならない.

2　保育所は，定期的に外部の者による評価を受けて，それらの結果を公表し，常にその改善を図るよう努めなければならない.

第七章　児童養護施設

（設備の基準）

第41条　児童養護施設の設備の基準は，次のとおりとする.

一　児童の居室，相談室，調理室，浴室及び便所を設けること.

二　児童の居室の一室の定員は，これを4人以下とし，その面積は，1人につき4.95平方メートル以上とすること. ただし，乳幼児のみの居室の一室の定員は，これを6人以下とし，その面積は，1人につき3.3平方メートル以上とする.

三　入所している児童の年齢等に応じ，男子と女子の居室を別にすること.

四　便所は，男子用と女子用とを別にすること. ただし，少数の児童を対象として設けるときは，この限りでない.

五　児童30人以上を入所させる児童養護施設には，医務室及び静養室を設けること.

六　入所している児童の年齢，適性等に応じ職業指導に必要な設備（以下「職業指導に必要な設備」という.）を設けること.

（職員）

第42条　児童養護施設には，児童指導員，嘱託医，保育士（特区法第12条の4第5項に規定する事業実施区域内にある児童養護施設にあっては，保育士又は当該事業実施区域に係る国家戦略特別区域限定保育士. 第6項及び第46条において同じ.），個別対応職員，家庭支援専門相談員，栄養士及び調理員並びに乳児が入所している施設にあっては看護師を置かなければならない. ただし，児童40人以下を入所させる施設にあっては栄養士を，調理業務の全部を委託する施設にあっては調理員を置かないことができる.

2　家庭支援専門相談員は，社会福祉士若しくは精神保健福祉士の資格を有する者，児童養護施設において児童の指導に5年以上従事した者又は法第13条第3項各号のいずれかに該当する者でなければならない.

3　心理療法を行う必要があると認められる児童10人以上に心理療法を行う場合には，心理療法担当職員を置かなければならない.

4　心理療法担当職員は，学校教育法の規定による大学の学部で，心理学を専修する学科若しくはこれに相当する課程を修めて卒業した者であって，個人及び集団心理療法の技術を有するもの又はこれと同等以上の能力を有すると認められる者でなければならない.

5　実習設備を設けて職業指導を行う場合には，職業指導員を置かなければならない.

6　児童指導員及び保育士の総数は，通じて，満2歳に満たない幼児おおむね1.6人につき1人以上，満2歳以上満3歳に満たない幼児おおむね2人につき1人以上，満3歳以上の幼児おおむね4人につき1人以上，少年おおむね5.5人につき1人以上とする. ただし，児童45人以下を入所させる施設にあっては，更に1人以上を加えるものとする.

7　看護師の数は，乳児おおむね1.6人につき1人以上とする. ただし，1人を下ることはできない.

（児童養護施設の長の資格等）

第42条の2　児童養護施設の長は，次の各号のいずれかに該当し，かつ，厚生労働大臣が指定する者が行う

児童養護施設の運営に関し必要な知識を習得させるための研修を受けた者であって，人格が高潔で識見が高く，児童養護施設を適切に運営する能力を有するものでなければならない．

一 医師であって，精神保健又は小児保健に関して学識経験を有する者
二 社会福祉士の資格を有する者
三 児童養護施設の職員として3年以上勤務した者
四 都道府県知事が前各号に掲げる者と同等以上の能力を有すると認める者であって，次に掲げる期間の合計が3年以上であるもの又は厚生労働大臣が指定する講習会の課程を修了したもの
　イ 児童福祉司となる資格を有する者にあっては，児童福祉事業（国，都道府県又は市町村の内部組織における児童福祉に関する事務を含む．）に従事した期間
　ロ 社会福祉主事となる資格を有する者にあっては，社会福祉事業に従事した期間
　ハ 社会福祉施設の職員として勤務した期間（イ又はロに掲げる期間に該当する期間を除く．）

2 児童養護施設の長は，2年に1回以上，その資質の向上のための厚生労働大臣が指定する者が行う研修を受けなければならない．ただし，やむを得ない理由があるときは，この限りでない．

（児童指導員の資格）

第43条 児童指導員は，次の各号のいずれかに該当する者でなければならない．

一 都道府県知事の指定する児童福祉施設の職員を養成する学校その他の養成施設を卒業した者
二 社会福祉士の資格を有する者
三 精神保健福祉士の資格を有する者
四 学校教育法の規定による大学の学部で，社会福祉学，心理学，教育学若しくは社会学を専修する学科又はこれらに相当する課程を修めて卒業した者
五 学校教育法の規定による大学の学部で，社会福祉学，心理学，教育学又は社会学に関する科目の単位を優秀な成績で修得したことにより，同法第102条第2項の規定により大学院への入学を認められた者
六 学校教育法の規定による大学院において，社会福祉学，心理学，教育学若しくは社会学を専攻する研究科又はこれらに相当する課程を修めて卒業した者
七 外国の大学において，社会福祉学，心理学，教育学若しくは社会学を専修する学科又はこれらに相当する課程を修めて卒業した者
八 学校教育法の規定による高等学校若しくは中等教育学校を卒業した者，同法第90条第2項の規定により大学への入学を認められた者若しくは通常の課程による12年の学校教育を修了した者（通常の課程以外の課程によりこれに相当する学校教育を修了した者を含む．）又は文部科学大臣がこれと同等以上の資格を有すると認定した者であって，2年以上児童福祉事業に従事したもの
九 教育職員免許法に規定する，小学校，中学校，義務教育学校，高等学校又は中等教育学校の教諭の免許状を有する者であって，都道府県知事が適当と認めたもの
十 3年以上児童福祉事業に従事した者であって，都道府県知事が適当と認めたもの

2 前項第一号の指定は，児童福祉法施行規則（昭和23年厚生省令第11号）別表に定める教育内容に適合する学校又は施設について行うものとする．

（養護）

第44条 児童養護施設における養護は，児童に対して安定した生活環境を整えるとともに，生活指導，学習指導，職業指導及び家庭環境の調整を行いつつ児童を養育することにより，児童の心身の健やかな成長とその自立を支援することを目的として行わなければならない．

（生活指導，学習指導，職業指導及び家庭環境の調整）

第45条 児童養護施設における生活指導は，児童の自主性を尊重しつつ，基本的生活習慣を確立するとともに豊かな人間性及び社会性を養い，かつ，将来自立した生活を営むために必要な知識及び経験を得ることができるように行わなければならない．

2 児童養護施設における学習指導は，児童がその適性，能力等に応じた学習を行うことができるよう，適切な

相談，助言，情報の提供等の支援により行わなければならない．

3　児童養護施設における職業指導は，勤労の基礎的な能力及び態度を育てるとともに，児童がその適性，能力等に応じた職業選択を行うことができるよう，適切な相談，助言，情報の提供等及び必要に応じ行う実習，講習等の支援により行わなければならない．

4　児童養護施設における家庭環境の調整は，児童の家庭の状況に応じ，親子関係の再構築等が図られるように行わなければならない．

（自立支援計画の策定）

第45条の2　児童養護施設の長は，第44条の目的を達成するため，入所中の個々の児童について，児童やその家庭の状況等を勘案して，その自立を支援するための計画を策定しなければならない．

（業務の質の評価等）

第45条の3　児童養護施設は，自らその行う法第41条に規定する業務の質の評価を行うとともに，定期的に外部の者による評価を受けて，それらの結果を公表し，常にその改善を図らなければならない．

（児童と起居を共にする職員）

第46条　児童養護施設の長は，児童指導員及び保育士のうち少なくとも1人を児童と起居を共にさせなければならない．

（関係機関との連携）

第47条　児童養護施設の長は，児童の通学する学校及び児童相談所並びに必要に応じ児童家庭支援センター，児童委員，公共職業安定所等関係機関と密接に連携して児童の指導及び家庭環境の調整に当たらなければならない．

第八章　福祉型障害児入所施設

（設備の基準）

第48条　福祉型障害児入所施設の設備の基準は，次のとおりとする．

一　児童の居室，調理室，浴室，便所，医務室及び静養室を設けること．ただし，児童30人未満を入所させる施設であって主として知的障害のある児童を入所させるものにあっては医務室を，児童30人未満を入所させる施設であって主として盲児又はろうあ児（以下「盲ろうあ児」という．）を入所させるものにあっては医務室及び静養室を設けないことができる．

二　主として知的障害のある児童を入所させる福祉型障害児入所施設には，職業指導に必要な設備を設けること．

三　主として盲児を入所させる福祉型障害児入所施設には，次の設備を設けること．

　イ　遊戯室，訓練室，職業指導に必要な設備及び音楽に関する設備

　ロ　浴室及び便所の手すり並びに特殊表示等身体の機能の不自由を助ける設備

四　主としてろうあ児を入所させる福祉型障害児入所施設には，遊戯室，訓練室，職業指導に必要な設備及び映像に関する設備を設けること．

五　主として肢体不自由のある児童を入所させる福祉型障害児入所施設には，次の設備を設けること．

　イ　訓練室及び屋外訓練場

　ロ　浴室及び便所の手すり等身体の機能の不自由を助ける設備

六　主として盲児を入所させる福祉型障害児入所施設又は主として肢体不自由のある児童を入所させる福祉型障害児入所施設においては，階段の傾斜を緩やかにすること．

七　児童の居室の一室の定員は，これを4人以下とし，その面積は，1人につき4.95平方メートル以上とすること．ただし，乳幼児のみの居室の一室の定員は，これを6人以下とし，その面積は，1人につき3.3平方メートル以上とする．

八　入所している児童の年齢等に応じ，男子と女子の居室を別にすること．

九　便所は，男子用と女子用とを別にすること．

（職員）

第49条　主として知的障害のある児童（自閉症を主たる症状とする児童（以下「自閉症児」という。）を除く。次項及び第3項において同じ。）を入所させる福祉型障害児入所施設には，嘱託医，児童指導員，保育士（特区法第12条の4第5項に規定する事業実施区域内にある福祉型障害児入所施設にあっては，保育士又は当該事業実施区域に係る国家戦略特別区域限定保育士。以下この条において同じ。），栄養士，調理員及び児童発達支援管理責任者（障害児通所支援又は障害児入所支援の提供の管理を行う者として厚生労働大臣が定めるものをいう。以下同じ。）を置かなければならない。ただし，児童40人以下を入所させる施設にあっては栄養士を，調理業務の全部を委託する施設にあっては調理員を置かないことができる。

2　主として知的障害のある児童を入所させる福祉型障害児入所施設の嘱託医は，精神科又は小児科の診療に相当の経験を有する者でなければならない。

3　主として知的障害のある児童を入所させる福祉型障害児入所施設の児童指導員及び保育士の総数は，通じておおむね児童の数を4.3で除して得た数以上とする。ただし，児童30人以下を入所させる施設にあっては，更に1以上を加えるものとする。

4　主として自閉症児を入所させる福祉型障害児入所施設には，第1項に規定する職員並びに医師及び看護師を置かなければならない。ただし，児童40人以下を入所させる施設にあっては栄養士を，調理業務の全部を委託する施設にあっては調理員を置かないことができる。

5　主として自閉症児を入所させる福祉型障害児入所施設の嘱託医については，第2項の規定を準用する。

6　主として自閉症児を入所させる福祉型障害児入所施設の児童指導員及び保育士の総数については，第3項の規定を準用する。

7　主として自閉症児を入所させる福祉型障害児入所施設の医師は，児童を対象とする精神科の診療に相当の経験を有する者でなければならない。

8　主として自閉症児を入所させる福祉型障害児入所施設の看護師の数は，児童おおむね20人につき1人以上とする。

9　主として盲ろうあ児を入所させる福祉型障害児入所施設については，第1項の規定を準用する。

10　主として盲ろうあ児を入所させる福祉型障害児入所施設の嘱託医は，眼科又は耳鼻咽喉科の診療に相当の経験を有する者でなければならない。

11　主として盲ろうあ児を入所させる福祉型障害児入所施設の児童指導員及び保育士の総数は，通じて，乳幼児おおむね4人につき1人以上，少年おおむね5人につき1人以上とする。ただし，児童35人以下を入所させる施設にあっては，更に1人以上を加えるものとする。

12　主として肢体不自由のある児童を入所させる福祉型障害児入所施設には，第1項に規定する職員及び看護師を置かなければならない。ただし，児童40人以下を入所させる施設にあっては栄養士を，調理業務の全部を委託する施設にあっては調理員を置かないことができる。

13　主として肢体不自由のある児童を入所させる福祉型障害児入所施設の児童指導員及び保育士の総数は，通じておおむね児童の数を3.5で除して得た数以上とする。

14　心理指導を行う必要があると認められる児童5人以上に心理指導を行う場合には心理指導担当職員を，職業指導を行う場合には職業指導員を置かなければならない。

15　心理指導担当職員は，学校教育法の規定による大学の学部で，心理学を専修する学科若しくはこれに相当する課程を修めて卒業した者であって，個人及び集団心理療法の技術を有するもの又はこれと同等以上の能力を有すると認められる者でなければならない。

（生活指導及び学習指導）

第50条　福祉型障害児入所施設における生活指導は，児童が日常の起居の間に，当該福祉型障害児入所施設を退所した後，できる限り社会に適応するようこれを行わなければならない。

2　福祉型障害児入所施設における学習指導については，第45条第2項の規定を準用する。

（職業指導を行うに当たって遵守すべき事項）

第51条　福祉型障害児入所施設における職業指導は，児童の適性に応じ，児童が将来できる限り健全な社会生活を営むことができるようこれを行わなければならない．

2　前項に規定するほか，福祉型障害児入所施設における職業指導については，第45条第3項の規定を準用する．

（入所支援計画の作成）

第52条　福祉型障害児入所施設の長は，児童の保護者及び児童の意向，児童の適性，児童の障害の特性その他の事情を踏まえた計画を作成し，これに基づき児童に対して障害児入所支援を提供するとともに，その効果について継続的な評価を実施することその他の措置を講ずることにより児童に対して適切かつ効果的に障害児入所支援を提供しなければならない．

（児童と起居を共にする職員）

第53条　福祉型障害児入所施設（主として盲ろうあ児を入所させる福祉型障害児入所施設を除く．）については，第46条の規定を準用する．

（保護者等との連絡）

第54条　福祉型障害児入所施設の長は，児童の保護者に児童の性質及び能力を説明するとともに，児童の通学する学校及び必要に応じ当該児童を取り扱った児童福祉司又は児童委員と常に密接な連絡をとり，児童の生活指導，学習指導及び職業指導につき，その協力を求めなければならない．

（心理学的及び精神医学的診査）

第55条　主として知的障害のある児童を入所させる福祉型障害児入所施設においては，入所している児童を適切に保護するため，随時心理学的及び精神医学的診査を行わなければならない．ただし，児童の福祉に有害な実験にわたってはならない．

（入所した児童に対する健康診断）

第56条　主として盲ろうあ児を入所させる福祉型障害児入所施設においては，第12条第1項に規定する入所時の健康診断に当たり，特に盲ろうあの原因及び機能障害の状況を精密に診断し，治療可能な者については，できる限り治療しなければならない．

2　主として肢体不自由のある児童を入所させる福祉型障害児入所施設においては，第12条第1項に規定する入所時の健康診断に当たり，整形外科的診断により肢体の機能障害の原因及びその状況を精密に診断し，入所を継続するか否かを考慮しなければならない．

第八章の二　医療型障害児入所施設

（設備の基準）

第57条　医療型障害児入所施設の設備の基準は，次のとおりとする．

一　医療型障害児入所施設には，医療法に規定する病院として必要な設備のほか，訓練室及び浴室を設けること．

二　主として自閉症児を入所させる医療型障害児入所施設には，静養室を設けること．

三　主として肢体不自由のある児童を入所させる医療型障害児入所施設には，屋外訓練場，ギブス室，特殊手工芸等の作業を指導するに必要な設備，義肢装具を製作する設備を設けること．ただし，義肢装具を製作する設備は，他に適当な設備がある場合は，これを設けることを要しないこと．

四　主として肢体不自由のある児童を入所させる医療型障害児入所施設においては，階段の傾斜を緩やかにするほか，浴室及び便所の手すり等身体の機能の不自由を助ける設備を設けること．

（職員）

第58条　主として自閉症児を入所させる医療型障害児入所施設には，医療法に規定する病院として必要な職員のほか，児童指導員，保育士（特区法第12条の4第5項に規定する事業実施区域内にある医療型障害児入所施設にあっては，保育士又は当該事業実施区域に係る国家戦略特別区域限定保育士．次項及び第5項にお

いて同じ.）及び児童発達支援管理責任者を置かなければならない.

2　主として自閉症児を入所させる医療型障害児入所施設の児童指導員及び保育士の総数は，通じておおむね児童の数を 6.7 で除して得た数以上とする.

3　主として肢体不自由のある児童を入所させる医療型障害児入所施設には，第 1 項に規定する職員及び理学療法士又は作業療法士を置かなければならない.

4　主として肢体不自由のある児童を入所させる医療型障害児入所施設の長及び医師は，肢体の機能の不自由な者の療育に関して相当の経験を有する医師でなければならない.

5　主として肢体不自由のある児童を入所させる医療型障害児入所施設の児童指導員及び保育士の総数は，通じて，乳幼児おおむね 10 人につき 1 人以上，少年おおむね 20 人につき 1 人以上とする.

6　主として重症心身障害児（法第 7 条第 2 項に規定する重症心身障害児をいう. 以下同じ.）を入所させる医療型障害児入所施設には，第 3 項に規定する職員及び心理指導を担当する職員を置かなければならない.

7　主として重症心身障害児を入所させる医療型障害児入所施設の長及び医師は，内科，精神科，医療法施行令（昭和 23 年政令第 326 号）第 3 条の 2 第 1 項第一号 ハ及びニ（2）の規定により神経と組み合わせた名称を診療科名とする診療科，小児科，外科，整形外科又はリハビリテーション科の診療に相当の経験を有する医師でなければならない.

（心理学的及び精神医学的診査）

第 59 条　主として自閉症児を入所させる医療型障害児入所施設における心理学的及び精神医学的診査については，第 55 条の規定を準用する.

（入所した児童に対する健康診断）

第 60 条　主として肢体不自由のある児童を入所させる医療型障害児入所施設においては，第 12 条第 1 項に規定する入所時の健康診断に当たり，整形外科的診断により肢体の機能障害の原因及びその状況を精密に診断し，入所を継続するか否かを考慮しなければならない.

（児童と起居を共にする職員等）

第 61 条　医療型障害児入所施設（主として重症心身障害児を入所させる施設を除く. 以下この項において同じ.）における児童と起居を共にする職員，生活指導，学習指導及び職業指導並びに医療型障害児入所施設の長の保護者等との連絡については，第 46 条，第 50 条，第 51 条及び第 54 条の規定を準用する.

2　医療型障害児入所施設の長の計画の作成については，第 52 条の規定を準用する.

日本工業規格 JIS Z 8050：2016
（ISO/IEC Guide 50：2014）
安全側面－規格及びその他の仕様書における子どもの安全の指針

（原題：Safety aspects-Guidelines for child safety in standards and other specifications）　　（解説：太田由紀枝）

　　子どもを事故による傷害から守るための基本安全規格である ISO/IEC Guide 50 は，国際規格として改訂第 3 版が 2014 年 12 月に発行され，日本ではこれを翻訳した日本工業規格（JIS 規格）JIS Z 8050 として，2016 年 12 月に制定・発行されました．

　　この JIS Z 8050 は，製品や建物，また各種のサービスを開発または製造するときに，子どもが傷害を負う可能性を最小限に抑えるため，必要となる指針を示したものです．この観点では，保育所や児童福祉施設等は，保育というサービスを提供するところということができます．つまり，保育所や児童福祉施設等は，子どもが傷害を負う可能性を最小限に抑えなければなりません．

　　ここでは，子どもの安全に関する部分，とくに生命にかかわる危険が発生する部分について抜粋し，解説します．

　　0　序文
　　0.3　子どもの安全との関連性
　　多くの国々で，幼児期から思春期にかけての子どもの傷害が，死亡及び障がいの主要原因となっており，子どもの安全は，社会が重視すべき問題である．WHO/UNICEF 合同の子どもの傷害の防止に関するワールドレポートは，不慮の傷害を 5 歳以上の子どもの主な死亡原因であると特定している．毎年 830,000 人を超える子どもが交通事故，溺水，やけど，落下及び中毒で死亡している．

　　子どもは，リスクを経験したり認識することなく，生来の探索心を抱いて大人の世界に生まれてくる．子どもは，必ずしも意図されたものではないが，必ずしも"誤使用"とはいえない方法で，製品を使用し又は周辺環境との関わり合いをもつことがある．その結果，傷害を負う潜在的な可能性は，特に幼児期から思春期にかけて大きくなる．子どもを見守ることで，常に大きな傷害を防止又は最小限にできるわけではない．したがって，しばしば，追加的な傷害防止の戦略が必要になる．

　　子どもの傷害を防ぐための戦略を検討する際には，子どもが小さな大人ではないという事実を認識しなければならない．子どもの傷害に対する脆弱性及び子どもの傷害の性質は，大人のそれとは異なっている．理想的には，こうした戦略において，製品の合理的に予見可能な使い方又は周辺環境にも考慮しなければならない．子どもは，通常の子どもの行動特性に基づいて，それらとの関わりをもつこととなり，また，その行動特性は，年齢及び発達レベルによって異なる．したがって，子どもの傷害を防ぐための戦略は，しばしば，大人の傷害を防ぐことを目的とする戦略とは異なっている．

解説　「子どもは，リスクを経験したり認識したりすることなく，冒険したいという生来の願望を抱いて大人の世界に生まれてくる.」というところに注目してみましょう．子どもの好奇心，冒険心は無限です．しかし経験が浅いことから，「何が危険なのか」を知りません．「ここから飛び降りたらけがをするな」「この穴に指を入れたら抜けなくなるかもしれない」というように，おとななら事前に察知できる危険性を認識することがむずかしいのです．

　危険を防ぐためには，子どもの行動を予測し，危険源となるものをあらかじめ取り除くことです．考えられる策で最も有効なのは製品そのものの改良です．ただし，すべての製品を子ども向けに開発し直すことは現実的ではありません．仮に改良の方向で進んだとしても相応の時間がかかるでしょう．

　保育士をめざす人たちは，経験豊かな先輩保育士から，事故の事例や「ヒヤリ・ハット」とした体験談をできるだけ多く聞いてほしいと思います．それをもとに子どもの行動を予測します．慣れるまでは，想像することがむずかしいかもしれません．しかし実際の現場で保育の経験を積むなかで，毎日のように「ヒヤリ・ハット」することが出てくるでしょう．聞いたことと同時に，自分が経験すること，したことも大切にストックし，それを全職員と共有しながら，具体的な対策を講じるために役立てていきましょう．

4　子どもの安全への一般的アプローチ
4.3　リスクアセスメント
　リスクアセスメントは，傷害防止戦略の重要なステップである．各ハザードに関して，危害の原因となり得る全ての事象又は事象連鎖を特定することが極めて重要である．
（中略）
　子どもの安全に取り組む際には，子どものリスクに関連する次の要因には，特に注意が必要である．
　　a）子どもと人及び製品との関わり方
　　b）子どもの発達及び行動
　　c）子ども及びケアラーの認識，知識及び経験の度合い
　　d）社会的，経済的及び環境的要因：子どもの身体的特徴及び行動に関連して傷害を受ける可能性
　　e）ケアラーによって，見守られる度合い
　＊ケアラー：この規格では「ケアラー」について，「個々の子どもの安全（3.7）について，一時的であれ，責任を果たす人，又は子どもの世話をする人.」と定義している．

解説　「リスクアセスメント」とは，リスク（危険性）の大きさを評価し，仕事や作業を進めるうえで，けがや病気になる可能性を評価するということです．保育士をめざす人にとっては，保育を進めるうえで，子どもの安全を管理していくための基本となる作業です．

資料編 ● 日本工業規格 JIS Z 8050：2016（ISO/IEC Guide 50：2014）　141

5 安全上の考慮事項：子どもの発達，行動及び不慮の危害
5.1 子どもの発達及び行動
5.1.1 一般

子どもは，体の小さな大人ではない．ハザードへの暴露に加えて，発達段階を含めた子ども固有の特性が，大人とは異なった形で子どもをリスクにさらす．発達段階には，広い意味で，子どもの体の大きさ，体型，生理，体力及び認識力，情緒の発達，並びに行動が含まれる．こうした特性は，子どもの発達に応じて急速に変化する．そのため，親及びその他のケアラーは，様々な発達段階における子どもの能力を過大評価又は過小評価し，子どもをハザードにさらすことが多い．こうした状況は，子どもを取り巻く環境の多くが大人用として設計されているという事実によって増幅される．

製品に関連する潜在的ハザードを決定する場合は，この箇条に記載する子どもの特性の全てを検討する必要がある．こうした特性は，次の例のように複合的に作用し，子どもの危害のリスクを増大させることがあることを肝に銘じておくことが望ましい．

■ 子どもは探索行動の結果として，はしごに登るかもしれない．
■ 認識力が未熟なため，子どもははしごが高すぎるとか，又は不安定だと認識できないかもしれない．
■ 運動制御力が未熟なため，子どもはつかみ損ねて，落下するかもしれない．

5.1.2 子どもの体の大きさ及び人体計測データ

子どもは，体の特性のため，特に危害を被りやすい．この危害の性質は，大人が経験するものと異なることもある．（後略）

解 説

5.1.1 冒頭の「子どもは，体の小さな大人ではない．」という一文は，とくに重要な部分です．保育所などは園舎，園庭を含め，乳幼児が生活する場として設計されています．一般の住宅よりは危険源が少なくなっているでしょう．それでも実際に事故は起こっています．子どもの月齢・年齢に即した安全対策が講じられていることをいま一度確認してみましょう．

ところで日々の保育活動のなかで，お散歩をしたり，公園に行ったりすることがあると思います．このとき視点を置くポイントは，保育所を一歩出れば，そこは「健康な一般成人向けに設計された空間」であるということです．乳幼児向けに配慮された場所ではないのです．公園も同様です．前にも述べましたが，子どもは私たちの予想をはるかに超えた行動をとることがあります．たとえば公園のすべり台に登っているときに突然両手を離し，地面に転落するかもしれません．転落した場所がコンクリートで覆われていたとすれば，子どもは大きなけがをする可能性が高くなります．ここでおとなができることは，子どもが転落したり転倒したりしても，大きな傷害にならない公園や遊具の設計を行うことです．そのように設計された公園や遊具を選ぶことです．これが子どもの行動を予測して危険を取り除くということなのです．

また，5.1.2 には，子どものからだの大きさゆえに被りやすい危害は大人が経験するものとは異なることがある，と書かれています．たとえば，ブラインドのひもに乳幼児の首が入り込んで首が吊られることがありますので，チャイルドセーフティ機能の付いたものを使用する（そうでない場合はつねに巻き上げておく）など，危害のリスクを軽減させる機能が付いた製品を選ぶことが重要です．

7 子どもに関連するハザード

7.4 溺水のハザード

子どもは水に惹かれるが，その体力は水への興味と一致しない．溺れるとき，子どもは大声で叫んだり，大きな音を立てたりしないことが多い．事実，事故は全くの沈黙の中で起こり得る．乳幼児は極めて溺れやすい．水位が低くても，子どもの顔の部分が水に隠れると致命的となる．

子どもの環境，発達及び能力のレベルは，溺れるリスク及び場所に影響する．子どもは重心が高いため，プール，バケツ，便器，浴槽などに落ちるリスクが大きくなり，その結果，溺れるリスクが大きくなる．

また，子どもは，髪の毛又は体の一部がプール又は温泉の排水口に引き込まれて溺水したこともある．

例1　子どもがプールのカバーを歩いて渡ろうとして，底にたまった水の中に落ちて，又は水と地面との境界が植物に覆われて分からなくなった庭の池に落ちて，溺水した．

例2　低年齢の子どもが，ケアラーの真似をして洗濯をしようとして，洗濯物を上部から出し入れする洗濯機の中に落ちた．

例3　子どもが不透明なプールのカバーの下に落ち込んだ．

例4　子どもが少しの水が入ったバケツの中で溺れた．

例5　水の中，例えば，バスシート（子ども用浴室椅子）の中で一人にされて，子どもが溺れた．

溺れるリスクを回避又は低減する戦略としては，次の事項が考えられる．

■ 子ども，特に幼児及び低年齢の子どもが，スイミングプール，庭の池，バケツなどの家の中及びその周囲にある水場へ近づくのを防ぐ．

■ 水槽，井戸及びその他の貯水場所を，子どもが操作できない蓋で覆う．

■ 浴槽内に乳幼児を一人で放置しないように警告し，また，バスシートが安全装置ではないことを強調する警告を行う．

■ しっかりと注意して見守ることが容易なものとなるように，見通しのよい水場環境を設計する．

■ 柵の補助として，アラームなどの警報装置を設計する．

■ 例えば，玩具などの規制外の個人用の浮き輪には，これを安全用具として使用してはならないというような適切な警告を必ず付ける．

■ 水中スポーツでは，子どものサイズ及び体重に適した，認証された救命胴衣を子どもに着用させる．

■ 水中又は水の周囲にいるとき，子どもをケアラーの視界内及び手の届く範囲内にとどめておく．

■ 泳ぎを知らない子どもたちは，水中又は水の周囲にいるとき，認証を受けた浮き用具を着用する．

解説

溺れについて書かれています．溺れは，子どもの生命を脅かす重大な傷害を引き起こします．溺れは海や川だけで発生するものではありません．浴室，トイレ，台所，池，バケツ，水たまりなど「水」があるところならどこでも溺れは発生することがあるのです．

「水位が低くても，子どもの顔の部分が水に隠れると，致命的となる．」と書かれています．ここで「子どもの顔の部分が水に隠れる」というのは「子どもの鼻と口が水に覆われる」ということです．

資料編 ● 日本工業規格 JIS Z 8050：2016（ISO/IEC Guide 50：2014）　143

たとえば洗面器に入っているほんの少量の水であっても，子どもがそのなかに顔を入れ，苦しくて起き上がれなければ溺れてしまいます．それに加え，子どもは浴槽や便器のなかの水をのぞき込むのが大好きです．こんなとき，からだに比べて頭が重いので，そのまま水のなかに落ちてしまうことがあるのです．そうなると自力でもとに戻ることはまずできないと考えてよいでしょう．

　溺れを予防するために最も有効なのは，「水に近づけないようにする」ことです．トイレや浴室をはじめ，池やプール，排水溝，用水路など，水がたまる可能性のある場所に，子どもだけで近づけないようになっているか確認する必要があります．もし，柵やふたが整備されていなければ，すぐに対策をとらなければなりません．また，プールなどで水遊びをするときは，指導者とは別に監視に専念するスタッフを子どもの人数に応じて配置し，それがむずかしい場合はプール遊びを行わないという選択肢も視野に入れておいてください．また，万一の場合に備えて，指導者・監視者ともに，心肺蘇生（CPR）が行えるように訓練しておきます．

7.7　小さな物体及び吸引によるハザード
7.7.1　小さな物体
　小さな物体及び製品の一部は，特によちよち歩きの幼児及び低年齢の子どもにとって，潜在的に重大なハザードをもたらす．小さな物体は，気道，気管及び食道に入り込んで，肺への空気の流れを遮断し，窒息をもたらす．丸みのある（例えば，球形の）物体も，口の奥の気道を塞ぎ，同様に窒息をもたらすことがある．ゴム風船などの喉に張り付く物体は，特に危険である（口に入れた場合）．

　子どもは頻繁に，複数の部品を同時に吸い込んだり，又は飲み込んだりする．次のような危険な状況が発生することがある．

　　a）飲み込んだり，又は吸い込んだりした物体が，気管又は気道内の奥深くにつかえ，窒息の原因となる．
　　b）物体は，飲み込まれて，食道の大動脈弓につかえ，気道の閉塞の原因となり，窒息することがある．
　　c）食道につかえたボタン電池は，ボタン電池の周囲の組織を溶かしてしまう追加的なハザードである．
　　d）ボタン電池は，鼻孔のような体の穴に挿入されたとき，又は飲み込まれたとき，閉塞，液漏れ，腐食又は局部的な有害電気化学反応が起きる原因になることがある．
　　e）磁石は，飲み込まれて，内臓を損傷させることがあり，これは致命的なものになることがある．
　　f）複数の小形磁石は，飲み込まれたとき，互いに引き合って小腸を損傷することがある．
　　g）物体は，飲み込まれて，食道，胃又は腸の閉塞又は穿孔のリスクをもたらすことがある．
　　h）物体は，体の他の穴の中に挿入されて，苦痛，腫れ，閉塞又は病気を招くことがある．

　　例1　唾液と混ざり合うと大きさ，形状又は構造を変化させる物体は，気道を塞ぐことがある．
　　例2　12歳になる子どもの間でも，食べ物の付録に玩具のような食べられない製品が入っていたために，その食べ物を食べているとき，その小形部品を飲み込んでしまった，又は摂取してしまった．
　　例3　空気が入ったか，又は空気が抜けたゴム風船などの柔軟な物体が，気道につかえたままになった．

例4　しばしば，高年齢の子どもは，万年筆，ボールペンなどのキャップを口にくわえることがあるが，その形状のため，飲み込みやすい．

例5　子どもは，小さな果物をそのまま飲み込んだり，果物の種をそのまま飲み込んだりすることがあり，これらが喉に詰まることがある．

小形部品によるリスクを回避又は低減する戦略としては，次の事項が考えられる．

■ 小形部品を排除する，特に，球状，円錐状などの形状は，可能であれば避けることが望ましい．

■ 合理的に予見可能な使用中でも磁石，電池などの小部品が飛び出すことを防止する．

■ 低年齢の子どものハザードについて，消費者に対して，年齢にふさわしい指導及び警告を与える．

■ 子どもがものを飲み込んでも呼吸することができるように，連続的な空気の通り道を確保するような二次予防への戦略を適用する．

■ 子どもの電池への接近を防止する．

■ 低年齢の子どもが誤って食べてしまい窒息するようなリスクを低減するために，食べ物に外観が似ているような小さな部品（例えば，ボタン，アクセサリ）は使用しない．

解説

　一般的に3歳児の口径は最大で39mmといわれています．これより小さなものは子どもの口に入ってしまうということです．飲み込んでからだに悪影響を及ぼすもの，のどの奥に詰まって窒息を引き起こすものなど危険はいっぱいです．「丸みのある物体」も気道を塞ぐことがあると書かれています．「丸みのある物体」とは，丸い飴，キャンディ型のチーズ，卵の黄身，ミニトマト，ぶどう，イクラ，スーパーボールのようなボール，おもちゃの入ったカプセルなどじつにさまざまなものが考えられます．これらのものがのどの奥にぴったりと入り込むと空気の通り道が塞がれ呼吸ができなくなります．ミニトマトやぶどうなどは4つに切って与えましょう．また，節分の行事では，豆を小袋に入れる，豆以外のものを使用するなど工夫し，豆を持ち帰らせないように指導しましょう．

　また，食べものでないものを飲み込んでしまう事故も多発しています．とくに毒性の強いものは生命にかかわる重大な事態をまねくことがあります．危険物を子どもの周囲に置いておくことは絶対に避けなければなりません．また，リモコンのようにそれ自体は口には入らない大きさや形のものでも，子どもが遊んでいるうちに，リモコンのなかに入っているボタン電池が飛び出し，それを子どもが口に入れてしまったというケースも報告されています．

7.8　火災のハザード

7.8.1　裸火

　例えば，暖炉及びろうそくの裸火は大人にとっては明白なハザードであるが，子どもを魅了することがある．これまでの統計から，子どもは2歳頃から火を付けるようになり，マッチ又はライターで遊んでいて傷害を負っている．この遊び行動は，炎若しくはライターに対する魅力に由来することも，又は大人の行動を真似しようとする試みに由来することもあり得る．

　障壁となる仕切りは，子どもが火に近づくことを妨げたり，又は火の中にものを投げ入れたりできないようにするだけではなく，火元から燃えさしを取り出せないようなものとすることが望ましい．

資料編 ● 日本工業規格 JIS Z 8050：2016 (ISO/IEC Guide 50：2014)　145

例1　低年齢の子どもは，バーベキュー及び裸火の輝き及び炎に魅了されるため，やけどすることがある．

例2　エアゾールは，炎の近くで噴霧すると，可燃性の溶剤が尾を引いてくることがある．

例3　子どもがライターで遊んでいて，大きなやけどを負い，また，家を焼いた．

裸火によるリスクを回避又は低減する戦略としては，次の事項が考えられる．

■ 子どもにとって操作が困難なように（すなわち，チャイルドレジスタンス），子ども対策をライター及び他の発火源の設計に盛り込む．

■ 子どもを惹き付けるような外観を備えたライター及び他の発火源の設計（例えば，親しみのある漫画のキャラクター，玩具に似たもの）は，採用しないようにする．反対に，玩具又は飴（あめ）の容器をライターに似たものにすると，子どもに，ライターが子どものためのものという印象を与えてしまう．

■ 家庭内の暖炉の炎に対しては，障壁となる仕切りを用いる．

■ 点火源に関する，それほど明確でないハザードについて，ケアラーに警告する［例えば，子どもは炎に惹き付けられる，炎が直ちに視認できない，ゆったりとした服に着火することがある，子どもはやけどに対して脆弱である］．

7.8.2　燃焼性及び燃焼特性

火災は，不慮の傷害又は死亡の主要原因の一つである．可燃物は，裸火，高温又は火花にさらされたとき発火するが，自然発火することもある．着火の容易さ，燃焼速度及び自己消火性は，火災が広がるか又は鎮静化するかを左右する要因である．

例1　ゆったりとした服は，ぴったりと合った服よりも，火が付くリスクがはるかに大きい．

例2　高年齢の子ども，特に男児は，可燃性液体を使って火を付ける実験をする．子どもが発火源の近くにいる場合，可燃性液体が服の上にこぼれると，ひどいやけどを負うことがある．

燃焼性及び燃焼特性によるリスクを回避又は低減する戦略としては，次の事項が考えられる．

■ 材料の選択及び設計によって，着火の容易さを制限する．

■ 次の材料を選ぶことによって，延焼を制限する．

● 自消性である．

● 延焼速度が遅い．

■ 密閉空間を使用して，火災を封じ込める．

解説

多くの人がよく知っている火災の危険性について書かれています．7.8.2の例1にあげられている「ゆったりとした服は，ぴったりと合った服よりも，火がつくリスクがはるかに大きい．」ということはとくに知っておかなければなりません．

子どもたちが保育所のなかで直接，火に接することはほとんどないでしょう．しかし，万一，火災が発生した場合，ゆったりとした服は火がつきやすく危険です．火災以外でも，ゆったりとした服（たとえば「ゆかた」）は突起物に引っかかったり，ドアに挟まれたりする可能性が高くなります．これは保育所内だけでなく，家庭や公園などでも同様です．

ところで，人間はおとなも子どもも基本的に火に惹かれる存在です．とくに子どもは火に大変興味をもっています．おとながしているように，マッチやライターで火をつけてみたいという気持ちももっています．「火遊び」はこんなところからはじまります．

子どもには「もしマッチやライターをみつけたら，おとなの人に知らせる」という指導を徹底するのがよいでしょう．マッチやライターの使い方を教えるのは子どもが自分自身で火の管理ができるようになってからです．対策を講じていても，子どもは好奇心には打ち勝てないときがあります．おとなの責任で，マッチやライターは子どもの目につかないところにしまっておくことが基本です．よく「子どもの手の届かないところに」といいます．しかし，手が届かないところにしまってあるとわかれば何とかして取りに行こうとすることも考えられます．そうすると新たに転落や挟み込みなどの危険性が生まれます．マッチやライターは子どもの「見えないところに」しまうことが重要です．

（日本工業規格 JIS Z 8050，2016）

参考　実際に起きた事故事例

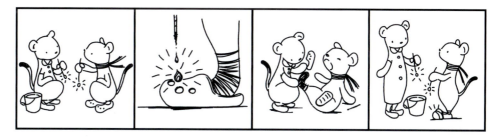

花火の火だねがサンダルの穴に入る

「夕方，花火をしたんです．線香花火なら小さな子どもにも持たせられるかなと思って．そうしたら樹脂製のサンダルの穴に線香花火の火だねが落ちちゃったみたいで…．いきなりワーッと泣きだしたのでもうびっくりしました．」

花火をするときは足の甲をすっぽりと覆うスニーカーや長靴をはかせてください．ビーチサンダルや人気の樹脂製サンダルは砂浜で遊ぶときはよいですが，花火のときには適しません．

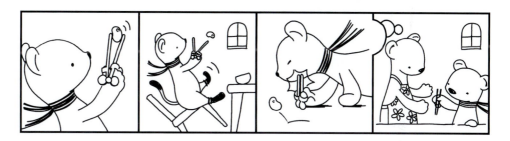

しつけ用のおはしでケガ

「このおはしを使うと小さなお豆もじょうずにつまめるんです．子どもも喜ぶので毎日使っていたんですけど，おはしを持ったままいすから落ちておはしの先端があごに突き刺さってしまいました．」

しつけ用のおはしにはいろいろなタイプがありますが，このおはしのようにリングに指をはめるタイプのおはしは，おはしから手が離れにくい場合があります．このようなおはしを使うときは，いざというときに子どもを支えられるよう保護者の腕が届くところに座らせてください．

（Safety Kids　いずみ：みんなで作る子どもの事故予防カレンダー　2012 より）

参考文献

- 青木継稔ほか編：外来患者の素朴な疑問に応える，小児科 Vol.40，No.7 臨時増刊号，金原出版，1996
- 天野珠路：写真で紹介 園の避難訓練ガイド，かもがわ出版，2017
- 一般社団法人 全国保育園保健師看護師連絡会：新型インフルエンザ対応の手引き，2010
- 一般社団法人 全国保育園保健師看護師連絡会：新型インフルエンザ対応の手引きⅡ，2011
- 一般社団法人 全国保育園保健師看護師連絡会：乳幼児保健年間計画事例集，2013
- 一般社団法人 全国保育園保健師看護師連絡会：保育現場のための新型コロナウイルス感染症対応ガイドブック（第2版），2020
- 一般社団法人 全国保育園保健師看護師連絡会：保育のなかの保健改訂第2版，2019
- 一般社団法人 日本蘇生協議会監修：JRC 蘇生ガイドライン2015，医学書院，2016
- 遠藤郁夫：私の園医ノート，中山書店，2011
- 危機回避.com：https://kiki-kaihi.com
- 厚生労働省：家庭でできる食中毒予防の6つのポイント
- 厚生労働省：授乳・離乳の支援ガイド（2019年改定版），2019
- 厚生労働省：食中毒発生状況
- 厚生労働省：人口動態統計
- 厚生労働省：日常生活場面でウイルス肝炎の伝播を防止するためのガイドライン（一般の方向け），2014
- 厚生労働省ホームページ：発達障害の理解のために
- 厚生労働省：平成22年乳幼児身体発育調査，2011
- 厚生労働省：平成30年人口動態統計月報年計（概数）の概況
- 厚生労働省：平成29年度福祉行政報告例の概況，2018
- 厚生労働省：保育所におけるアレルギー対応ガイドライン（2019年改訂版），2019
- 厚生労働省：保育所における感染症対策ガイドライン（2018年改訂版），2018
- 厚生労働省：保育所における食事の提供ガイドラン，2012
- 厚生労働省：保育所保育指針，2017
- 厚生労働省：保育の場において血液を介して感染する病気を防止するためのガイドライン―ウイルス性肝炎の感染予防を中心に―，2014
- 佐々木正美編著：わが子が発達障害と診断されたら，すばる舎，2011
- 杉山登志郎：発達障害の子どもたち，講談社，2007
- 内閣府：教育・保育施設における事故報告集計，2018
- 西村昂三編著：新訂版わかりやすい小児保健，同文書院，2011
- 日本保育保健協議会：子どもの病気とホームケア，2011
- American Red Cross：Babysitter's Training Handbook

索引

あ行

アスペルガー症候群	96
遊び	12
アタマジラミ症	122
アトピー性皮膚炎	87
アナフィラキシー	61
アナフィラキシーショック	61
アレルギー性結膜炎	87
アレルギー性鼻炎	87
アレルギー反応	86
安全管理	40
安全対策委員会	40
安全チェックリスト	38
意識障害	60
一次救命処置	37, 65
医療的ケア（児）	15, 91, 92
咽頭結膜熱	116
インフルエンザ	112
インフルエンザ菌ｂ型	74
ウイルス性胃腸炎	52, 53, 120
うつぶせ寝	34
運動誘発喘息	51, 87
衛生管理	22
エピペン	62
塩化ベンザルコニウム	25
園庭	9
嘔吐	52
嘔吐物の処理	25
おたふくかぜ	73, 114
音	9
溺れ	35
おもちゃの消毒	23
おんぶ	13

か行

疥癬	122
学習障害	97
隔離	48
火災	45
川崎病	84
換気	9
感受性（感染症）	73
感染経路	72
感染源	72

感染症	72, 112
──対策	72, 82
──発生時の対応	76
──罹患後の対応	76
感染症対策委員会	76
感染症罹患歴	14, 20
カンピロバクター	27
気管支喘息	87
危機管理	41
気道異物	57
救急蘇生法	64
急性出血性結膜炎	116
急性腎炎	85
救命手当	64
救命の連鎖	64
教育・保育施設等における事故防止及び事故発生時の対応のためのガイドライン	126
胸骨圧迫	67
胸部突き上げ法	57
経過表	48
経口補水液	49
けいれん	59
結核	74, 114
血友病	85
下痢	53
下痢便の処理	25
健康・安全委員会	4, 105, 109
健康カード	14, 19
健康記録	14, 18
研修	104
誤飲	34, 37
高機能自閉症	95
誤嚥	37

さ行

災害	43
採光	9
最終避難場所	44
サルモネラ菌	27
３歳未満児	82
──感染症対策	82
──特徴	82
──留意点	82
──SIDS対策	83
次亜塩素酸ナトリウム	25, 26

視覚障害	90
糸球体腎炎	85
事故	29, 32
地震	45
死戦期呼吸	67
肢体不自由	88
室温	9
失神	60
湿度	9
自動体外式除細動器	69
児童福祉施設の設備及び運営に関する基準	129
自閉症	95
死亡原因	29
死亡順位	29
出席停止日数	76
障害	88
障害児	88
障害者手帳	88
消毒液	25
消毒用エタノール	25
小児慢性特定疾患	84
除去食	86
食育	3
職員	
——衛生管理	26
——健康管理	26
——構成	102
——予防接種	75
——連携	103
食事	10
食中毒	26
——予防	28
食物アレルギー	61, 86
ショック	62
——分類	62
——体位	63
人工呼吸	68
心室中隔欠損症	84
侵襲性髄膜炎菌感染症	118
心臓病	84
人的環境	8
心肺蘇生法	65
水痘	74, 114
水分補給	49
睡眠	10
砂場	9
せき	50
全身状態	48
先天異常	89

た行

ダイアップ座薬	90
体温	49
帯状疱しん	120
体調不良	48
ダウン症	90
抱っこ	13
チアノーゼ	55
窒息	32, 34, 35, 37
——サイン	57
知的能力障害	89
肘内障	36
聴覚障害	91
腸管出血性大腸菌	27
腸管出血性大腸菌感染症	116
調乳室	22
調理室	22
チョークサイン	57
ツルゴール	53
手足口病	118
手洗いの方法	24
手洗い場	23
定期接種	73
てんかん	89, 90
伝染性紅斑	118
伝染性軟属腫	122
伝染性膿痂しん	124
転倒	35
転落	34, 35
トイレ	22
登園届	76
頭部後屈・あご先挙上法	68
突発性発しん	122
とびひ	124

な行

慣らし保育	83
日本工業規格 JIS Z 8050：2016	140
日本脳炎	74
入園時問診票	14, 16
乳幼児突然死症候群	83
任意接種	74
熱性けいれん	59, 89
ネフローゼ症候群	85
ノロウイルス	26
ノロウイルス感染症	120

は行

肺炎球菌	74
排泄	11
――自立	11
背部叩打法	38, 57
ハザード	36
はしか	112
白血病	85
発達障害	91, 94
発熱	48
歯みがき	12
はやり目	116
東日本大震災	45
ひきつけ	59
引き渡し訓練	44
非常食	43
必要水分量	49
避難訓練	43
百日咳	73, 116
ヒヤリ・ハット	40
病後児保育	79
病児保育	79
標準的予防策	72
貧血	85
風しん	114
プール	10
――衛生基準	10
プール熱	116
不活化ポリオワクチン	74
腹痛	54
腹部突き上げ法	57
不審者対策	42
ぶつかり	36
物的環境	8
不慮の事故	29
ベビーシッター	79
ヘルパンギーナ	120
保育室	22
保育士等キャリアアップ研修ガイドライン	5
保育士配置基準	102
保育士養成課程	5
保育所におけるアレルギー対応ガイドライン	3
保育所における感染症対策ガイドライン	2
保育所における食事の提供ガイドライン	3
保育所保育指針	2
保育ママ	79
保健活動計画	106
保健室	4
発作	59
発しん	55
ポリオ	74

ま行

マイコプラズマ肺炎	118
麻しん	112
慢性疾患	84
水いぼ	122
水ぼうそう	74, 114
三日ばしか	114
ムンプス	73, 114
沐浴	11

や行

有害化学物質	27
溶連菌感染症	118
予防接種	73
――スケジュール	76
――副反応	75
予防接種歴	14, 20
与薬	50
四種混合ワクチン	73

ら行

ライフライン	45
リスク	36
流行性角結膜炎	116
流行性耳下腺炎	114
りんご病	118
ローリングストック法	43
ロタウイルス感染症	74, 120

欧文

AD／HD	96
AED	69
BCG	74
BLS	66
B型肝炎	124
Hib	74
LD	97
MR混合ワクチン	73
O157	27
OFFJT	104
OJT	104
RSウイルス感染症	120
SIDS	83

〈編　集〉遠藤郁夫
一般社団法人 日本保育園保健協議会，浜町小児科医院

三宅捷太
社会福祉法人 キャマラード 重症心身障害児者在宅支援多機能施設 みどりの家診療所

〈執　筆〉伊澤昭治
（50音順）社会福祉法人 湘南杉の子福祉会 五反田保育園

稲坂　惠
日本セーフティプロモーション学会

遠藤郁夫
前掲

太田由紀枝
Safety Kids いずみ／ NPO 法人 Safe Kids Japan

甲斐純夫
社会福祉法人 十愛療育会 横浜療育医療センター

勝又すみれ
一般社団法人 全国保育園保健師看護師連絡会

三宅捷太
前掲

子どもの健康と安全

| 2019 年 9 月 1 日　第 1 版第 1 刷発行 | 編　者　遠　藤　郁　夫 |
| 2021 年 5 月 1 日　第 1 版第 2 刷発行 | 三　宅　捷　太 |

発 行 者　百　瀬　卓　雄

発行所　株式会社 学建書院

〒 112-0004　東京都文京区後楽 1-1-15 梅澤ビル 3 F
TEL　(03)3816-3888
FAX　(03)3814-6679
http://www.gakkenshoin.co.jp

表紙／イラストレーション　久 保 田 修 康
印 刷 所　あづま堂印刷㈱
製 本 所　㈲皆 川 製 本 所

© Ikuo Endo et al., 2019. Printed in Japan ［検印廃止］

JCOPY ＜（一社）出版者著作権管理機構 委託出版物＞
本書の無断複写は著作権法上での例外を除き禁じられています．複写される場合は，その
つど事前に，（一社）出版者著作権管理機構（電話 03-5244-5088，FAX 03-5244-5089)
の許諾を得てください．

ISBN978-4-7624-0890-8

子どもの保健

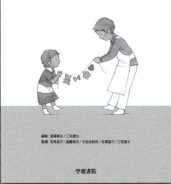

編著　日本保育園保健協議会，浜町小児科医院　　　　　　　　　遠藤郁夫
　　　社会福祉法人キャマラード
　　　重症心身障害児者在宅支援多機能施設みどりの家　　　　　三宅捷太
著　　千葉明徳短期大学・東京未来大学非常勤講師　　　　　　　有馬祐子
　　　Safety Kids いずみ / NPO法人 Safe Kids Japan　　　　　太田由紀枝
　　　神奈川歯科大学全身管理医歯学講座　　　　　　　　　　　松澤直子

B5変型判 / 2色刷 / 145頁 / 定価（本体 1,800円＋税）

子どもの健康と安全を守り，心身ともに健やかに育てること，そして子ども自身に自分の健康と安全を守る力を獲得させることが「子どもの保健」を学ぶ目的です．

キーワード
- 子どもを取り巻く現状：少子化, 貧困, 児童虐待
- 地域保健：健やか親子21, 母子健康手帳, 乳幼児健診
- 身体・運動：身長・体重, 歯, 生理機能, 摂食, 排泄, 睡眠, 健康診断
- 疾病：感染症, アレルギー, むし歯, 循環・呼吸・消化, 眼鼻耳, 脳, 神経の病気
- 子どもの虐待：現状, 発見, 要因, 子どもに与える影響, 支援

ISBN978-4-7624-0889-2

主要目次
第1章　子どもの心身の健康と保健の意義
　1　保健活動の意義と目的
　2　健康の概念と健康指標
　3　現代社会における子どもの健康に関する現状と課題
　4　地域における保健活動と子ども虐待防止
第2章　子どもの身体的発育・発達と保健
　1　身体発育および運動機能の発達と保健
　2　生理機能の発達と保健
第3章　子どもの心身の健康状態とその把握
　1　健康状態の観察
　2　心身の不調などの早期発見
　3　発育・発達の把握と健康診断
　4　保護者との情報共有
第4章　子どもの疾病の予防および適切な対応
　1　感染症
　2　アレルギー疾患
　3　口と歯の健康
　4　先天性疾患
　5　そのほかの疾病
第5章　子どものこころとからだのこと
　1　「虐待」この現代的問題に立ち向かう
　2　脳からみた「健やかな育ち」
資料編
　児童憲章
　児童の権利に関する条約
　児童虐待の防止等に関する法律
　保育所保育指針解説書

日本図書館協会選定図書

なぜ起こる 乳幼児の致命的な事故

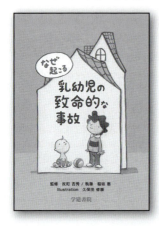

監修　大妻女子大学大学院
　　　日本セーフティプロモーション学会　　　反町吉秀
執筆　理学療法士
　　　日本セーフティプロモーション学会　　　稲坂　恵
イラスト　久保田修康

A5判 / 2色刷 / 97頁 / 定価（本体1,200円＋税）
ISBN978-4-7624-0881-6

子どもの事故は予防できます！

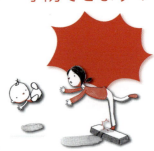

◆生活の場で起こりうる子どもの事故について，過去のデータや事例をみながら具体的な予防方法を学ぶためのテキスト．
◆理学療法士の立場から，なぜ事故が起こるのか，どうすれば予防できるのかを，たくさんのイラストを使ってやさしく解説．

主要目次
Ⅰ　東日本大震災　事故予防に活かしましょう
Ⅱ　暮らしの危険　安全面から考えてみましょう
Ⅲ　不慮の事故　まず知りましょう
Ⅳ　子どもの発達　事故との関係を学びましょう
Ⅴ　子どもの事故実態　現実に向き合いましょう
Ⅵ　致命的な事故　過去事例に学びましょう
Ⅶ　最近の子ども事情　大人の責務を考えましょう